苏小白 著

# 诗意品经方

——《金匮要略》新视界解读

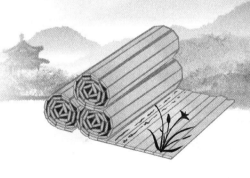
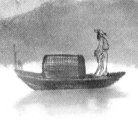

全国百佳图书出版单位

中国中医药出版社

·北京·

**图书在版编目（CIP）数据**

诗意品经方:《金匮要略》新视界解读 / 苏小白著 . —北京：中国中医药出
版社，2021.8
ISBN 978 – 7 – 5132 – 7047 – 2

Ⅰ . ①诗… 　 Ⅱ . ①苏… 　 Ⅲ . ①《金匮要略方论》—研究 　 Ⅳ . ① R222.39

中国版本图书馆 CIP 数据核字（2021）第 128026 号

**中国中医药出版社出版**

北京经济技术开发区科创十三街 31 号院二区 8 号楼
邮政编码　100176
传真　010-64405721
河北品睿印刷有限公司印刷
各地新华书店经销

开本 710×1000　1/16　印张 9.75　字数 136 千字
2021 年 8 月第 1 版　2021 年 8 月第 1 次印刷
书号　ISBN 978 – 7 – 5132 – 7047 – 2

定价　48.00 元
网址　www.cptcm.com

**服 务 热 线　010-64405720**
**购 书 热 线　010-89535836**
**维 权 打 假　010-64405753**

**微信服务号　zgzyycbs**
**微商城网址　https://kdt.im/LIdUGr**
**官 方 微 博　http://e.weibo.com/cptcm**
**天猫旗舰店网址　https://zgzyycbs.tmall.com**

如有印装质量问题请与本社出版部联系（010-64405510）

# 内容简介

经方之中文韬武略，博大精深。苏小白"文"品《金匮》，"武"论《伤寒》，各得其妙，相得益彰！本书是《经方与兵法》的姊妹篇，以不一样的方式切入《金匮要略》，在领略传统中华文化之美中感悟经方的深义奥妙。

从文化角度去看经方，会有很多有趣的发现。本书在畅谈以古典诗词为主的中华优秀文化精粹之处，适时契合地切入到讲解《金匮要略》之中，旨在打通中医经典《金匮要略》与中华优秀传统文化的联结，多角度、多层次地阐述《金匮要略》方证的精妙意旨，可谓别致有趣。学习中医经典，倘若兼顾体味其间之美，便会收获一份别样的享受。《诗意品经方——〈金匮要略〉新视界解读》一书触角新颖，挖掘深邃，是中医从业人员与中医、中华传统文化爱好者不可多得的参考书籍。

# 目　录

1

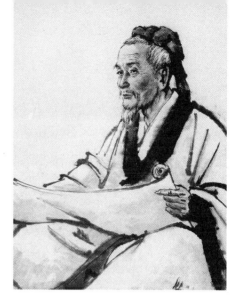

# 从朱淑真的《菩萨蛮》，谈柔痉之诊断

词人见"梧桐落"而知天下"秋声乍起"，犹若仲景师在太阳病的病程中见到"沉细脉"便料知病已转"痉"矣。

宋代词人朱淑真《菩萨蛮》有："秋声乍起梧桐落"句。这一句的意思为，词人看到或听到梧桐树叶掉落，便知是秋气来临了。"梧桐落"是结果，"秋声起"是原因。见"一叶落而知天下秋"的敏感性与深邃洞察力，仲景先生也具备。且来看《金匮要略·痉湿暍病脉证治第二》第3条：

太阳病，发热，脉沉而细者，名曰痉，为难治。

这本是一个太阳病，何为太阳病？言外之意，便是见到头项强疼，或汗出或不汗出之症状，当然还有发烧，切其脉得沉细。沉细脉，这是一个信号。大家知道，若是太阳伤寒，脉应见浮紧，若是中风，脉当见浮缓，今脉沉细，犹如第一片梧桐叶落。具有深邃洞察力、具有丰富中医知识的好的医家，"秋声乍起梧桐落"，见到沉细脉立马就能辨出这个病已不是太阳病了。那是什么病？我们先来看一代经方大师胡希恕是如何解的？胡老说："怎么脉沉细呢？柔痉是由于津液虚，热盛津液虚，这个痉就是肌肉痉挛，这个脉出不来，受这个肌肉痉挛影响，若外面实还能有，外面不实，本来太阳中风脉就缓弱，而这个脉沉，又由于津液虚，脉更细，这是柔痉的脉。"笔者认为，脉沉是因为津液伤失过多，血管浮动无力，便见沉；又因肌肉痉挛，鼓动无力，脉更不能显出，故见脉沉；细者，就是热盛伤津液过多所致。

虽然这个病本是个太阳病，但有上边的沉细脉，梧桐叶落而知秋声，原来夏天已转入初秋，季节变化，天气的性质改变了，当然就这个病来言，也早已不是太阳病，而已改为柔痉了。

这是为什么？且看第 4 条：

太阳病，发汗太多，因致痉。

这原来是因为太阳病发汗太多，也就是太阳中风证发汗过多，津液伤失过多，就易发生肌肉痉挛之柔痉。胡希恕老解之曰："津液虚枯燥，它就要致痉，这个痉就是肌肉痉挛，肌肉痉挛就是肌不和而发生痉挛，它就要抽。肌肉痉挛在柔痉讲，柔痉这个肌肉痉挛啊，由于津液虚，组织肌肉枯燥，肌肉失和而发生痉，他是这种关系，它是由于组织枯燥发生的，再有热毒，它就要抽。发汗太多，因致痉，也就是说明津液丧失，如果由表证发汗，它就要发生柔痉。"

总结以上二条，我们不难看出，这个病原是个太阳中风证，因发热出汗多，津液伤失过多，肯定是高热，一摸脉，脉不是中风证之浮缓，而见脉沉细，这是"病变"的信号，提示病已不是太阳中风，而早已经是柔痉了。所以，我说仲景先生不但有丰厚的医学修养，更是一个诗人，因为他具备见"梧桐落"而知"秋声乍起"的敏感与细腻心思。当然，缜密细致的心思，也该是一个优秀的中医师所必备的精神气质！

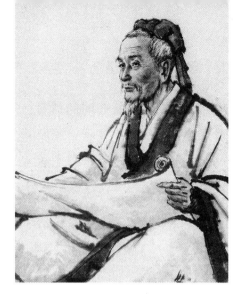

# 从金昌绪《春怨》，谈疟家不可汗

女子爱黄莺，这是旧诗词惯常写法。金昌绪《春怨》反其道而行之，偏偏起笔就写女子"打起黄莺儿，莫教枝上啼"。这种打破常规的叙述方式，仲景在《金匮要略》中阐述病证时，也时常用之。不信吗？且来看——

一般在文学作品中描写女子时，常见到诸如"出谷黄莺""莺声燕语"等，以黄莺来形容女子美妙的声音或歌喉。王实甫《西厢记》更是将女主人公取名叫"崔莺莺"。一些古代书画作品中，也有在女子闺阁窗前画上一只笼中的黄莺，以此来衬托女子的情感。总之，黄莺这一意象，运用在诗文书画中，多是女子美好情怀的托寄。我们读者也看习惯了这类描写，当读到唐代金昌绪《春怨》时，就觉着有些新奇。金昌绪是这样写的：

### 春怨

打起黄莺儿，莫教枝上啼。

啼时惊妾梦，不得到辽西。

诗中女主人公不是窗前笼中养黄莺，也不是对着黄莺刺绣看书，而是愤然而起打走枝头鸣叫的黄莺，一改过去或别的诗文中，女子对黄莺的喜爱。这是为什么？读者于此便满是好奇与疑问，就由不得要往下看。诗人的这一描写手法，就来得别致。这正是诗人的高明之处，能让读者在过往定势的审美情趣下，体验出迥异的阅读感受。当然，金昌绪也因这一首诗，而诗坛留名。

其实，这样一种"作诗法"，早在东汉，张仲景《金匮要略》中就已有之。只不过，仲景不以文名，而以医闻于世罢了。但不可否认的是，仲景笔意胜出许多诗家。我们还是举例来说明之。

比如《金匮要略·痉湿暍病脉证治第二》第6条：

疮家虽身疼痛，不可发汗，汗出则痉。

稍知医道的人，皆知"身疼痛"多是表证所致，治以"发汗"之手段。

这一"身疼痛"症状与"发汗"的治法，在中医学上，犹如文学作品中"黄莺"之与"女子"的关系，二者是有此证，多用此法的。也就是说，当我们读到有关黄莺的诗句，比如"复闻黄鸟声"或者"仓庚于飞，熠耀其羽"之时，马上就会联想到美艳的新娘与害了相思病的女子，听到"自在娇莺恰恰啼"，眼前立马就会浮现出"黄四娘家花满蹊"的美好景象，这是审美趋势使然。然而，唐诗人金昌绪却是别出心裁，他写女子，也写黄莺，却是要女子"打起黄莺儿"，女子与黄莺势不两立，有我无彼，这样的写法，使读习惯了旧诗的我们不免生疑："这是为什么？为什么诗中女主人公这么不耐烦黄莺的鸣叫？为什么要愤然起身打跑它？"这样的疑问一产生，自然就特别关注下边的诗句了！原来诗中女子怨黄莺的叫声惊醒了她的思念之梦，"啼时惊妾梦，不得到辽西"，如此写法，使女主人公的相思之深，怨恨之切的形象，霍然跃于纸上。

在我们读《金匮要略》痉病这一章时，在此一见"身疼痛"之症状，便多料此为表证之一主症，要解去表证之身疼痛，当治以汗法，这也是医家的思维定式。张仲景虽非文学家，也深谙文章之道，为打破这一审证定式，引起后学重视，在记录这一条文时，他特写道"疮家虽身疼痛，不可发汗"这样的句子！

这一写法，犹如当头一棒，告诉后学，这个病人虽然有身疼痛之表证，你也不可去发汗，"身疼痛"与"不发汗"联结起来，就颇似金诗之中多情女子与"打起黄莺儿"一样，显得有悖寻常，突兀，奇怪，易引人来探寻：这是为什么。这样就更容易引起大家注意，带动大家往下文看，以此来找寻答案。

现在通过阅读，我们已经知道，金诗中女子打黄莺是担心它的鸣声打破自己思念远在边关的丈夫的梦，而《金匮要略》之中，如此一条表证身疼痛不得发汗，又是为何呢？当然，我们要读下文——"汗出则痉"！

原来，这病人虽然此时也有"身疼痛"之症状，但你不要去发汗，因为他是"疮家"，即常年长疮的病人！长了疮的病人，必然会有亡血之症，伤血、伤津液过多，他现在虽然有了"身疼痛"的表证，你也不能去给他发汗！汗出多了，津液丧失得厉害，筋脉失去濡养，就会致痉。"汗出则痉"表明了疮家发汗就容易导致痉病。如此一来，这条论述就让人印象深刻，过目不忘。

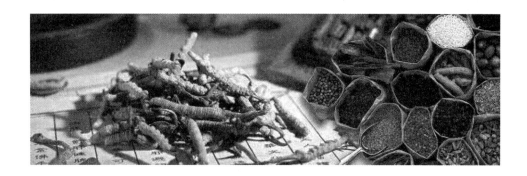

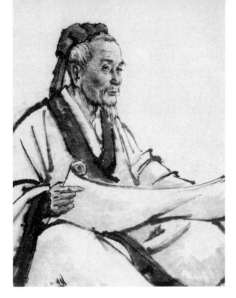

# 从王之涣的诗，谈认识刚痉

在《金匮要略》中，张仲景先生谈刚痉这一病证时，便是采用"欲穷千里目，更上一层楼"这样一种方法。且听笔者道来——

"欲穷千里目，更上一层楼"出自唐代王之涣的《登鹳雀楼》。

此诗句的关键处，在于一个"更"字。这一"更"字，说明原先虽已有足够的基础，但想要看得更远，则须"更上一层楼也"，比喻要想在某一个问题上有所突破，可以在一个更高的角度审视它。在《金匮要略》中，张仲景先生谈刚痉这一病证时，便是采用"欲穷千里目，更上一层楼"这样一种方法。

《金匮要略·痉湿暍病脉证治第二》第 7 条：

病者身热足寒，颈项强急，恶寒，时头热，面赤目赤，独头动摇，卒口噤，背反张者，痉病也。

此条文起笔谈的是太阳伤寒证。学习过《伤寒论》的朋友都知道，太阳伤寒有八症：头痛、身痛、腰痛、骨节痛、汗出、发热、恶寒和喘。现在本条文中的这个"病者"，已经有身热足寒，恶寒，"有一分恶寒，就有一分表证"，他无疑是有太阳伤寒证。这是第一层。

接着往下看，还出现了"颈项强急"，这个症状就提示此人已经不是单纯的太阳伤寒证。因为他有"颈项强急"，其病证已由太阳伤寒证（麻黄汤证）→太阳伤寒＋颈项强急。这便是，太阳伤寒的变证，葛根汤证了，也就是说其病证，已由太阳伤寒的麻黄汤证演变为葛根汤证。这是第二层。

然而，我们知道葛根汤证，只是在太阳伤寒的基础上加了"项背强几几"的症状。今天这个病人，病情继续发展了，上升到"更高"层次。其表现出的症状有："独头动摇"——只有头能动，提示项颈强急得更厉害；"卒口噤"——突然"口禁不开"；并且出现背反张。诸症提示，此病人已得了刚痉之证。所以，仲景先生说"痉病也"。这是第三层。

综上分析，我们可以清晰地看出这一病证的发展轨迹是：太阳伤寒（麻黄汤证）→太阳伤寒＋颈项强急（葛根汤证）→刚痉。这一条，仲景依实际症状来逐步辨证，一步一变化，一步一辨证，正是"欲穷千里目，更上一层楼"，从而将刚痉的病因病机辨得一清二楚！

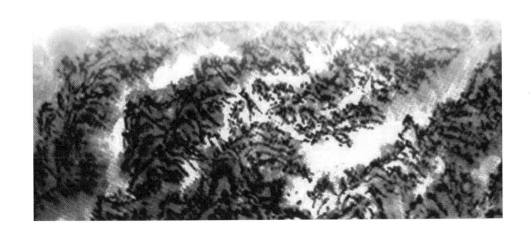

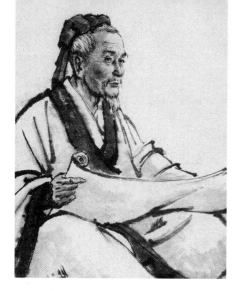

# 从李白诗，看仲景论治痉证之"一波三折"

　　仲景在《金匮要略》中有几条论述痉病诊治的条文，综合起来解读，其"一波三折"之程度，不亚于李白《秦女休行》这首诗。不信吗？且听笔者道来——

## 秦女休行

西门秦氏女，秀色如琼花。

手挥白杨刀，清昼杀仇家。

罗袖洒赤血，英声凌紫霞。

直上西山去，关吏相邀遮。

婿为燕国王，身被诏狱加。

犯刑若履虎，不畏落爪牙。

素颈未及断，摧眉伏泥沙。

金鸡忽放赦，大辟得宽赊。

何惭聂政姊，万古共惊嗟。

李白这首古行体诗，讲述了一位烈女痛杀仇家后，扬长而去，被官吏拦截下狱，获判死罪之际，遇天下大赦被释放，并赢得世人美赞的一波三折的经历。其描写，可谓环环相扣，起伏有致，引人入胜。仲景在《金匮要略》中有几条论述痉病诊治的条文，结合起来解读，其"一波三折"之程度，亦不亚于李白上边这首诗。

不信吗？且来看《金匮要略·痉湿暍病脉证治第二》以下条文：

病者身热足寒，颈项强急，恶寒，时头热，面赤目赤，独头动摇，卒口噤，背反张者，痉病也。若发其汗者，寒湿相得，其表益虚，即恶寒甚。发其汗已，其脉如蛇。（7）

暴腹胀大者，为欲解；脉如故，反伏弦者，痉。（8）

夫痉脉，按之紧如弦，直上下行。（9）

痉病有灸疮，难治。（10）

太阳病，其证备，身体强，几几然，脉反沉迟，此为痉，栝蒌桂枝汤主之。（11）

太阳病，无汗而小便反少，气上冲胸，口噤不得语，欲作刚痉，葛根汤主之。（12）

痉为病，胸满口噤，卧不着席，脚挛急，必齘齿，可与大承气汤。（13）

下边，我们来分析之。

第7条，我们已经知道，条文中所述病证，原是麻黄汤证，转而变证为葛根汤证，最后演变成一个独头动摇、卒口噤、角弓反张的痉病。这一条之描述，若与李白《秦女休行》对照来看，假若我们戏谑一点，将"病证"看作秦氏女，我们不难发现二者竟有"异曲同工"之妙。李诗中秦氏女，原是一个"秀色如琼花"的女子，不想下边笔锋一转，"手挥白杨刀，清昼杀仇家"就成了一个"杀手"，接着又见她"罗袖洒赤血，英声凌紫霞"，大义凛然，英勇不让须眉，"直上西山去"。仲景第7条之证，原是一个极易治疗的太阳伤寒，不料下边症状一变，加上"颈项强急"就成了一个"葛根汤证"，接着又见症状加剧"时头热，面赤目赤"，并且进一步演变成"独头动摇，卒口噤，背反张"，真是一步一变，令人错愕。二者运笔写变化，何其相似也！

既然已知上边之证为刚痉，当然治以葛根汤。喝罢葛根汤，发汗后，"其脉如蛇"。蛇者，言其脉柔，脉曲弯之意，也就是说这患者喝罢葛根汤以后，脉由原来的紧弦转变得柔软，不那么紧了。第8条，是承接上条来的，这提示热退，津液下降，不再往上冲。"暴腹胀大者，为欲解"，津液下降，降至腹，腹部胀大，这是病证将要痊愈了。"脉如故，反伏弦者，痉"，若脉象如故，反而更加沉弦，还是痉病。这一条，若与李诗"关吏相邀遮""身被诏狱加""不畏落爪牙"等诗句结合来看，竟又是十分相像。这病证若喝罢葛根汤，脉已经变软，说明病证欲解；若不欲解，脉象如故，还是痉证。这一条所写之病证，不正像秦氏女一样吗？秦氏女杀人后，被官家擒获下狱，就像证候被医家诊断出来，施药以葛根汤；秦氏女若在狱中招供就处死，就像"病证"若治之以葛根汤则病去。然而，李诗笔锋一转，秦氏女"不畏落爪牙"，硬是不屈服；仲景师论病证也话头一转，"脉如故，反伏弦"，病证仍然不变，脉如故，反而更加沉弦！秦氏女还是原来那个秦氏女；病证亦然，还是痉。

第9条，"夫痉脉，按之紧如弦，直上下行。"啊，这痉证之脉啊，按之紧如弦，直上下行。此处痉证脉象，"倔强不屈""耿直不弯"，真仿佛李诗中秦氏女之"素颈未及断，摧眉伏泥沙"，大义凛然，英勇不屈！特别是再加上第10条，"痉病有灸疮，难治"，即痉病有灸疮的，更是难以治疗！说明这个痉证很是"顽固"，不能轻易被"治服"！这一点，犹似李诗中秦氏女之宁死不屈也！当然，在此我们还是得分析一下"痉病有灸疮，难治"的原因。因为有灸疮，提示其人亡血、亡津液，又因灸，提示内有热。大家知道，治痉二法：一是汗，即瓜蒌桂枝汤、葛根汤；二是下法，即承气汤类。此时这个病人，亡血、亡津液，又里有热，是汗也不得，下也不行，当然难治。

李白诗《秦女休行》最后四句诗为：

金鸡忽放赦，大辟得宽赊。

何惭聂政姊，万古共惊嗟。

这四句讲的是，秦氏女忽得大赦，被释放出狱，获得民众美誉。《金匮要略》第 11 条、第 12 条、第 13 条经文，则是仲景以痉之分类和性质不同，分别施治以瓜蒌桂枝汤、葛根汤和承气汤，使痉病得以彻治。若我们将这三条经文与李诗后四句对照读，李诗是说秦氏女被"拯救"，彰显人间正义之力；《金匮要略》经文是说痉病被"救治"，突现仲师杏林之功。二者在这一点上，又可谓契合！只不过，李诗是以秦氏女获誉作结，而仲景经文则是以痉病得治为终。

总之，笔者在此对照仲景书与李白诗，是真真切切地发现仲景之医文与中国传统诗歌间的一些丝丝缕缕的联系，故不揣粗略论出，以待方家就此关注，"抛砖引玉"耳！

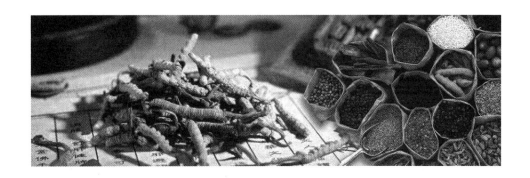

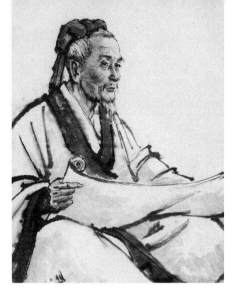

# 从《木兰辞》诗句，谈湿痹之辨证

《木兰辞》有云："雄兔脚扑朔，雌兔眼迷离。"我们在临证时，唯有掌握各证的特别症状，方得辨清证候。

《木兰辞》是南北朝时期的一首民歌。

《木兰辞》讲述的是一个叫木兰的女子，女扮男装，替父从军的故事。这样的女子当然是可歌可泣，受人尊敬的。然今天笔者只谈与花木兰"同行十二年，不知木兰是女郎"一事，足可见世人眼是多么容易被"瞒过"啊。这是为什么？我想大略原因一是没有智慧，二便是粗心大意罢了。也难怪，《木兰辞》的作者，也为他们犯下的"错误"开脱了！诗尾有句云："雄兔脚扑朔，雌兔眼迷离；双兔傍地走，安能辨我是雄雌。"

有时，我们在临床上也会时时遇到这样类似的事。一些病证，其表现出来的症状颇是相似，作为一名中医师若不去仔细辨别，一时还真是"难辨雌雄"的。这时怎么办？《木兰辞》中有告诉我们呀——"雄兔脚扑朔，雌兔眼迷离"，是说虽然都是兔子，但是雄兔被抓起来时，双脚是蹬来蹬去的；而雌兔被抓起来则是双眼迷离，十分害怕的样子。这是它们的不同！唯有明白与掌握二者的不同点，方能辨得雄雌！同理，我们在临证时，一些症状十分相似的证候，也唯有掌握到鉴别诊断的方法，方能辨之。我们还是举例说明，《金匮要略·痉湿暍病脉证治第二》第 14 条：

> 太阳病，关节疼痛而烦，脉沉而细者，此名湿痹。湿痹之候，小便不利，大便反快，但当利其小便。

初遇此证，但见"太阳病"，且还有"关节疼痛"，如果只停留于此时，那辨其为太阳伤寒无错。因为太阳伤寒，头痛、身痛、腰痛、骨节疼痛也。今其关节疼痛，若眼拙者，一定判其为太阳伤寒，一如见木兰身骑骏马，手执长鞭，定当误认其为男儿也！

然，且慢！仲景先生教我们，先切脉，见其脉象"沉而细"。沉脉主水病，知体内有水湿。细脉者何？因为体内有水湿，水湿阻滞，血流不畅，故见细脉也。然后问诊病人，得知其小便不利，大便反快。"大便反快"者何？就是大便反而溏泄而次数多也。这是为什么？小便少了呀。为什么会"小便不利"？这是因为体内有湿邪困扰，体内水液得邪，不走正常之道，该从小便下的，偏要从大便走。当然这一段中，望诊也在言外了！若有太阳病，其人必恶寒，今名湿痹，则必不恶寒也，而恶寒与否是可以通过望诊看出的。经仲景先生四诊合参，"木兰"此时已见到爹娘亲人不再假装汉子，且"开我东阁门，坐我西阁床，脱我战时袍，著我旧时裳。当窗理云鬓，对镜贴花黄"，原来是个女郎啊！这"身疼痛"原来不是太阳病，而是湿痹也。怎么治？利其小便也。

怎么利其小便？《伤寒论》中有，一真武汤，二附子汤也。

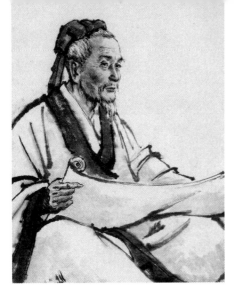

# 从朱熹诗，谈从复杂症状中理病机辨病证

朱熹诗《春日》，应是一首访学问道之诗。诗中"泗水"，可以理解为岐黄之学，"寻芳"谓医之至道，"东风"暗喻病因病机，"万紫千红"为复杂症状，"春"则指"证候"也。这其中关键，应该是"等闲识得东风面"，即要驾轻就熟地理解、认识病因病机，这样纵有"万紫千红"之复杂症状，也能辨识其"证"也。

### 春日

胜日寻芳泗水滨，

无边光景一时新。

等闲识得东风面，

万紫千红总是春。

宋代朱熹的这一首诗，若以字面来理解，无疑是一首踏青游春之作。然细按"泗水"乃在山东，曾为孔夫子讲学处，宋时，泗水已归金属地，朱熹是不可能去那里踏青游春的。这样一来，此诗便可理解为一首访学问道之诗了。

其实，这诗中之精义，也完全可以用于中医之辨证。

诗中"泗水"，可以理解为岐黄之学，"寻芳"谓医之至道，"东风"暗喻病因病机，"万紫千红"为复杂症状，"春"则指"病证"也。这其中关键，应该是"等闲识得东风面"，即要驾轻就熟地理解、认识病因病机，这样纵有"万紫千红"之复杂症状，也能辨识其"证"，即"春"也。

我们举例解之，《金匮要略·痉湿暍病脉证治第二》第 16 条：

> 湿家，其人但头汗出，背强，欲得被覆向火。若下之早则哕，或胸满，小便不利。舌上如胎者，以丹田有热，胸上有寒，渴欲得饮而不能饮，则口燥烦也。

来了一个病人，这个病人只有头上出汗，背部强急，老想盖被子烤火取温。这是为什么？一个医生，见这个患者头上流汗，可能马上想到"阳明病，法多汗"，于是也不去多想，开出方子，承气汤之类的，"下之"嘛，结果呢？哕了，胸闷了，小便不利了，渴得很想喝水，一喝水还哕，口舌燥烦。这，就是治坏了。

现在这个病人，经过一个医生诊治过后，症状非但不向好，还进一步表现出，时而"哕"，时而"胸闷"，还有"小便不利"，时而"渴欲得饮而不能饮"，"口烦燥"等诸多症状。这些复杂的症状，真可谓是"万紫千红"。这是为什么？

仲景先生劈面辨之曰："湿家"！也就是，这个病人是一个常年体内有"湿"的病人。为什么仲景先生辨证这么快？先生乃一"识东风者"，所以轻轻松松，等而闲之，便辨出其证了。先生是通过什么样的方式，即怎么样理出其病机，识得其证的呢？我们来分析一下。

这个经过一番误治的病人来了，只见他头上出汗，背部强急，老想盖被子烤火，还有其他那些"万紫千红"的或见症——哕、胸闷，小便不利等。仲景先生先经过了一番望诊了吧，当然也有闻诊了，这都是言外之意。接着仲景先生看其舌相，只见其"舌上如胎"，就是舌上有白滑苔，既然有白滑之苔，提示其上焦有寒，即"胸上有寒"。他还头上出汗，提示一有湿，二有热，热蒸湿上，则但头汗出。既然体内有热，那么背强，就已不是表寒郁闭，应是体内湿邪凝滞致背部拘急，因为"头为诸阳之会"，头已经汗出，背为阳面，湿易困阳，背则强。阳气既伤，病人就表现出一派怕冷之状，"欲得被覆向火"。此时，病人虽体内有热，但并非实热燥结，前一个医生用"下之"，则伤了里气。里气受伤，必然不利。里气不利表现于胃，则哕；表现于肺，则胸闷；表现于三焦，因为三焦者，阴阳气血之道也，则三焦气机不利，小便利或不利，也就是小便要失常。因为误用了"下法"，当然是承气汤之类，必然推热下行，因为热无与实邪相结，热郁丹田不去，病人本身有湿，湿为寒邪，热盘下焦，寒湿只得上腾，故胸上有寒。因体内有湿，津液不化，则口渴；胃气不利，胃气不降，得饮则上哕；热盘丹田，任脉上至咽喉，环口唇，热会循经上行，致使口燥烦也。

　　仲景先生就是掌握了以上病因病机，才轻轻易易，"等闲识得东风面"，辨其证为，湿！

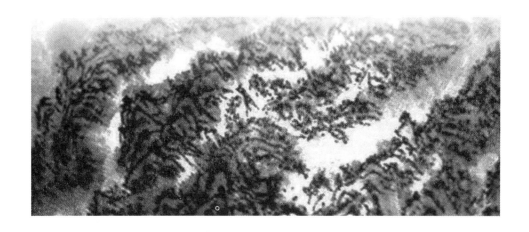

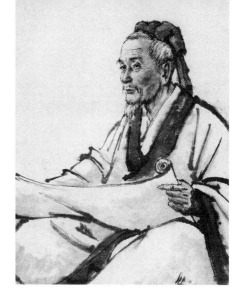

# 从《葬花吟》诗句，看湿家不可下

一首《葬花吟》吟出来"桃花"不受"风刀霜剑严相逼"的悲催命运。物有其性，证候各异。这一首诗描绘桃花之运命，颇类似于《金匮要略·痉湿暍病脉证治第二》第17条之所云"湿家下之"之运命。难道不是吗？且听笔者道来——

曹雪芹在《红楼梦》中，借女主人公林黛玉之口，吟出一首《葬花吟》，其中有诗句：

> 一年三百六十日，风刀霜剑严相逼。
> 明媚鲜妍能几时？一朝飘泊难寻觅。

在此，笔者暂且抛去此诗寓意不论，但就诗中所描绘之桃花的悲惨命运，便不为松柏所相似也。同为草木，为什么松柏可敌严寒，而桃花竟不可受"风刀霜剑"？这其中原因，归根结底，当是其性异也！桃花之性，迎春气而发，遇风寒则凋。也就是说，桃花是禁不得风寒的，一遇风寒，则纷纷堕落枝头而去。这一首诗，描绘桃花之运命，颇类似于《金匮要略·痉湿暍病脉证治第二》第 17 条所云：

> 湿家下之，额上汗出，微喘，小便利者死；若下利不止者，亦死。

也就是，湿家不可下，下之则死。所谓"湿家"，就是常年有湿证的人。这样的病人，你若要给他用"下法"，无异于对桃花施与风刀霜剑，"明媚鲜妍能几时"，生命之树还能坚持多久？"一朝飘泊难寻觅"，朝夕之间，生命之花就要凋谢而去了。

难道不是吗？且看仲景原文："湿家下之，额上汗出，微喘，小便利者，死；下利不止者，亦死。"这是为什么？我们还得分析其病机。

先看前半句："湿家下之，额上汗出，微喘，小便利者死。"湿家，是常年体内有湿的人。湿者，水湿，离不开水。水之源头，当属胃。湿，则提示此人胃中有停水，脾气虚。脾虚不运，则体有湿；胃有停水，也会湿。此人为"湿家"，则说明这个人，脾胃皆虚。今"下之"，就是有医生给他用了"下法"，喝了承气汤之类，因为这人脾胃虚得久了，因为他是"湿家"嘛，湿证都成了"家"了，必定日子久长，脾虚日久，必损及于肾，也就是说这个病人的肾阳也会虚损。此时再用下法，承气汤中有大黄吧，必然要伤及肾之阳气了，本来肾就虚，又伤之，虚上加虚，肾阳受损更重。咳者，关乎肺也；喘者，关乎肾也。今肾阳伤，必要喘。所以，这个人"微喘"。肾阳被伤，肾气不利，小便利或不利，表现为失常。额为阳明胃经所主，今下之，胃气受损，又因其为湿家，"邪之所凑，其气必虚"，湿邪必循胃经上泛，致额上汗。这半段，是说"湿家"本来不可下，反而用了下法，就要伤肾，伤肾阳，上下皆虚，其人必预后不良。

然后再看后半句："若下利不止者，亦死。"湿家本来就脾胃虚，今反"下之"，用了下法，喝了承气汤类，必然要伤其脾阳，脾本来就虚，今又伤之，虚上加虚，则"下利不止"。脾本虚，脾阳不升，故成湿，今又下利不止，此为阴阳离决之象，必预后不良也。

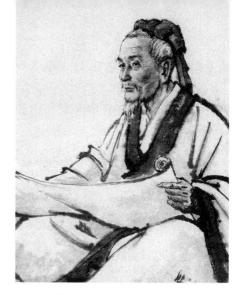

# 从写雨之一曲一诗，看仲景之风湿治法

　　天下雨，有好有坏。大雨，毁房屋淹庄稼；细雨，滋润万物，茁壮生命。同样是雨，因其大小不同，给世间苍生带来的后果亦迥异。这，不禁使笔者联想到一些证候的治法，比如风湿证，所治之法无非是出汗。然而同为发汗法，却也会因出汗之多少，导致疗效完全不同。

　　天下雨，有好有坏。

　　好雨，当然滋润万物，茁壮生命；坏雨，毁房屋，淹庄稼，搞得大地一片汪洋。元曲有无名氏写《大雨》，其曲曰：

　　　　城中黑潦，村中黄潦，人都道天瓢翻了。

　　　　出门溅我一身泥，这污秽如何可扫？

　　　　东家壁倒，西家壁倒，窥见室家之好。

　　　　问天工还有几时晴，天也道阴晴难保。

　　曲中之雨，下得过大过猛，以致人们发出讨问："天工还有几时晴"？都盼望雨早些停，不要再下了！

当然好雨，也有诗人写，比如唐诗人杜甫就有《春夜喜雨》：

> 好雨知时节，当春乃发生。
> 随风潜入夜，润物细无声。
> 野径云俱黑，江船火独明。
> 晓看红湿处，花重锦官城。

诸君请看这雨，下得"润物细无声"，导致的结果是"花重锦官城"，所有的花都开放了，将一座城池打扮得花团锦簇，煞是喜人。

同样是雨，因其大小不同，给世间苍生带来的后果亦迥异。这，不禁使笔者联想到一些证候的治法，比如风湿证，所治之法无非是出汗。然而同为发汗法，却也会因出汗之多少，导致疗效完全不同。我们还是举例说明之。比如《金匮要略·痉湿暍病脉证治第二》第 18 条：

> 风湿相搏，一身尽疼痛，法当汗出而解，值天阴雨不止，医云此可发汗。汗之病不愈者，何也？盖发其汗，汗大出者，但风气去，湿气在，是故不愈也。若治风湿者，发其汗，但微微似欲出汗者，风湿俱去也。

当然，我们还是先分析这个条文。

这本是一个风湿病人，浑身疼痛，其治法当然是发汗。连续几天阴雨不止，他的风湿病当然会更重些，于是来找医生治疗，医生看了就说，好治，用发汗法就行了，可是发汗法用过之后，病人的病并没痊愈，这是为什么呢？大概是因为发汗过大了，风随汗出，而湿气却仍旧在，所以病才不会好。如果治风湿病，用汗法时，要微微发一些小细汗，这样就会使风湿俱去。

这是什么道理呢？中医之理，乃天地万物之理也。我们再来读上边的一诗一曲。

曲中之雨，狂暴如注，我们都有经验体会，哪怕是天下大旱，农作物快要旱死了，逢到这连续狂暴雨，也只是会毁物害人，惹得民怨，断不会滋养万物的。与之相反，杜诗中的春雨，哪怕不是春雨，因其"随风潜入夜，润物细无声"，既是大旱，此雨也是能解旱情的，更何况是春雨，是好时节之春雨呢！有农村生活经验的朋友也许会知道，引水浇地的事儿。若地缺墒了，当然是要浇些水的。假若你是农人，你会怎么做？一般是会要趁早或晚上，引细细的渠水来浇地，断断不会开泵猛灌吧。

《道德经》有"飘风不终朝，暴雨不终日"，农家有俗语"大雨过后地皮湿"，二者都讲了一个道理，就是"细雨"才能持久，才能滋润万物。

然后我们再回来谈风湿证之汗法。仲景先生在条文中就已告诉我们了，要想祛风湿，必得"微微似欲出汗者"，就是要发微法，个中道理与情形，与笔者上边所举那一曲一诗之雨状雨事虽说是反其道，然其理如出一辙也。

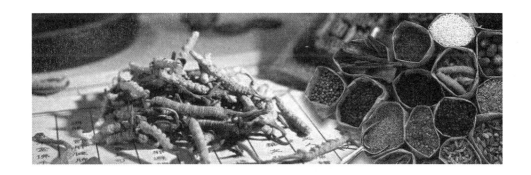

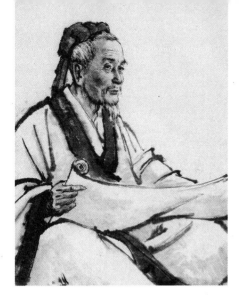

# 从《山有扶苏》谈开去

　　《山有扶苏》一诗，描写的是，女子本来以为是要见到心仪的美男子"子都"的，却不想看见的竟是"狂且"（狂狷的男子）。如此作诗法，使人印象深刻。我们在临证时，也常遇到这种情况——本来各种症状皆是指向"此证"，细辨之下，不料却是"彼证"！仲景就惯用此"法"辨证，以起到鉴别诊断之作用，从而使人警醒也。

　　　　山有扶苏，隰有荷华，不见子都，乃见狂且。
　　　　山有乔松，隰有游龙，不见子充，乃见狡童。

　　这是《诗经》中的一首诗《山有扶苏》，翻译成现代文，就是：
　　山上有扶苏呀，洼地有荷花，不见子都这样的美男子呀，却看见一个狂狷的家伙。
　　山上有乔松呀，洼地有游龙，不见子充这样的好男人呀，却看见一个狡猾的小伙。
　　这样的诗句，诙谐幽默，以几近调笑的笔触刻画出诗中男子的形象，使人印象深刻。这样的"描写"手法，医家张仲景也常用之！无论《伤寒论》

抑或《金匮要略》中，仲景常将一些容易混淆的证候联合起来写，以起到"鉴别诊断"的作用。今天我们特举《金匮要略》之一条，来具体谈一下此种手法。

《金匮要略·痉湿暍病脉证治第二》第 19 条：

> 湿家病身疼发热，面黄而喘，头痛，鼻塞而烦，其脉大，自能饮食，腹中和无病，病在头中寒湿，故鼻塞，内药鼻中则愈。

这一条可以分为两节：一节是从文首至"面黄而喘"；另一节是"喘"后面的文字。

为什么这样区分？我们还是先来分析原文。

这显然是一个湿病，这个湿病无论从第一节或是从第二节罗列的症状来看，皆可以得到证实。大家知道，湿病可以分为内湿与外湿。这一条是个什么类别的湿病？

"湿家病身疼发热，面黄而喘"，因为有面黄，可以提示这应是一个内湿，湿与体内热邪互结，湿不得泄，热不得去，湿热内炙，其面必黄。湿热阻滞，肺窍不利，必然致喘。并且文首还提到这是一个"湿家"，得湿病很长的一个病人。

综上，我们定然会以为这是一个内湿病人。但是，我们接下来去看，"头痛，鼻塞而烦"，特别是"自能饮食，腹中和无病，病在头中寒湿"，如果腹中和无病，说明这不是内湿，因为内湿必有湿热互结，此人腹中和无病，谅不是内湿，果然仲景诊断为"病在头中寒湿"，也就是外湿中了头部！并且开出治法，纳药鼻中，多么轻的一个外湿病呀！

这是怎么回事？

这恰如《山有扶苏》诗中所写，本来以为是要见子都的，却是见到了另外一个男人！为了不致"认错人"，我们真须"擦亮眼睛"。我们就再回头好好分析一下原文吧，这是一个头中寒湿的病人，因为外湿郁表，阳气不能华其面，致其面黄渍渍的，好像蒙了一层尘垢；又因湿邪郁表，腠理不开，肺司开合不利，其人必喘了。所以这一条，初看是一个内湿病人，再细瞧原是一个很轻的外湿病人！这与"不见子都，乃见狂且"，在"写法上"有异曲同工之妙。

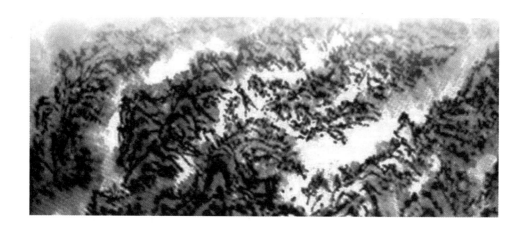

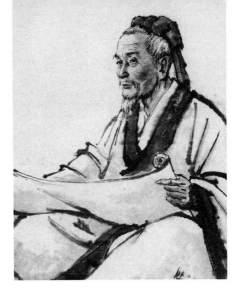

# 由杜耒的《寒夜》诗，小议仲景用药之妙

《寒夜》这首诗，因着眼于"梅花"二字，便使境界迥异，不能不说是诗家之妙笔！若这妙思，运用于医家遣药组方，只取一味药，便使主治与药效随之改变，并且臻至完美，当然也是巧夺天工。仲景便是这样的"圣手"，不信？请看——

### 《寒夜》

寒夜客来茶当酒，竹炉汤沸火初红。

寻常一样窗前月，才有梅花便不同。

宋代杜耒这首诗妙在"寻常一样窗前月，才有梅花便不同"句。其妙处有二：其一，提示季节的更替，梅花是报春的，梅花开放提示春季来临；其二，意境升华，原先为冬夜之月，梅花始开，梅上月华，其境清冽脱俗，自比以往所不同。全诗意象，因着眼于"梅花"，便使境界迥异，不能不说是诗家之妙笔！若这妙思，运用于医家遣药组方，只取一味药，便使主治与药效随之改变，并且臻至完美，当然也是巧夺天工。

仲景就是这样的医家，不信吗？我们且来看《金匮要略·痉湿喝病脉证

治第二》中的第 20 条：

> 湿家身烦疼，可与麻黄加术汤发其汗为宜，慎不可以火攻之。
> 麻黄加术汤方
> 麻黄三两，去节　桂枝二两，去皮　甘草二两，炙　杏仁七十个，去皮尖　白术四两
> 上五味，以水九升，先煮麻黄，减二升，去上沫，内诸药，煮取二升半，去滓，温服八合，覆取微似汗。

上述这条是一个湿病患者，他身烦疼，怎么治呢？按惯常思维，湿病就要发其汗，或者利其小便。发汗方，当然可以用麻黄汤。又因，我们知道麻黄汤发汗力量强，"汗大出者，但风气去，湿气在"，湿并不能很好除去，此时要小发其汗。

这时，我们平常方法就会想到另组小汗方，但是仲景却不，我们这里来看仲景的遣药组方，麻黄加术汤：麻黄、桂枝、甘草、杏仁、白术。仲景高明就在于在麻黄汤的基础上，加上了一味"白术"。因为白术功效是健脾，湿病的人，脾运不好，今白术健脾，脾运好起来，自然就除湿，白术健脾除湿在内，自然就要小便，湿气一部分可从小便而出，其妙在二：

其一，我们知道除湿不利小便，非其治也，除湿最好的方法是利其小便。

其二，因为白术健脾除湿，湿从体内分流，汗出自然就小，所以麻黄汤加白术，即麻黄加术汤，自然就会微微似有汗出了，这样一来，就解决了出大汗"但风气去，湿气在"的问题，使风湿尽去，的确是祛除风湿之一妙法也。

仲景先生在发汗力量强的麻黄汤之中，加上一味"白术"，使发其微汗。此等巧构，正如杜诗人写月寒夜着笔一枝"梅花"顿使诗境大变一样，使原来治表实证的方子麻黄汤，一改其性质与境界，变成一个治缠绵风湿疾病的方子，且其用药除却"白术"这一味药外，其余雷同。这样的用药之妙，用药之功，不可谓不令人叹服！

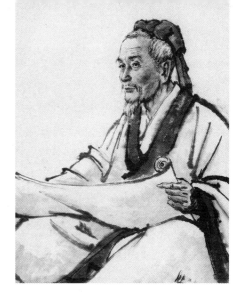

# 从佚名残句，再谈仲景用药之妙

大自然以一叶之落，而使乾坤翻转，由暑转秋也。仲景先师之遣药组方，有时只变一味药而使全方由温转寒，功效也大为改变矣！

古有残诗曰：

> 山僧不解数甲子，一叶落知天下秋。

诗的字面意思，当然不难理解，是说山里的僧人早已忘掉年月日历，只是看见一片树叶掉下，便知道天下已然是秋天了。这诗，当然也从一个层面表现了山僧的恬淡虚无，悠然而历四时的寂然而敏感的生活，但同时也从另一层面描写出"自然"，也可以说是大自然的伟大之处。上苍以一叶之落，而将一派秋凉布散于天下，不可谓不伟大，也不可谓不神奇。所以我们可以说上苍是最伟大的造物主、创造者，世间多少艺术家、文学家及医者，来学习与效仿上苍之化腐朽为神奇，只着一物，而翻转乾坤之妙艺呢。别的咱不说，咱今儿但谈仲景先师之遣药组方，有时只变一味药而使全方由温转寒，功效也大为改变矣，其手段之高妙，当也几臻于"上帝"之手了。

我们还是举例来言明。且来看《金匮要略·痉湿暍病脉证治第二》第21条：

病者一身尽疼，发热，日晡所剧者，名风湿。此病伤于汗出当风，或久伤取冷所致也，可与麻黄杏仁薏苡甘草汤。

我们还是先来看此条经文的用方——麻黄杏仁薏苡甘草汤，其药物组成是四味药，分别为：①麻黄去节，半两，汤泡。②甘草一两，炙。③薏苡仁半两。④杏仁十个，去皮尖，炒。

其药物组成，乍一眼，几乎类似于麻黄汤。与麻黄汤之所不同，但在一味药，即麻黄汤取用桂枝，现将桂枝变为薏苡仁而已。

上边一文，咱们谈过仲景取一味白术加入麻黄汤内，而使本来治太阳伤寒表实证的方剂，一变而为治湿之方，只是取用白术健脾祛湿之功，从而达到全方发汗而不至于过汗的妙用。这里，仲景也只是换桂枝不用而取薏仁代之，其方剂又发生了什么变化呢？

我们再来分析此条经文。

"病者一身尽疼，发热。"病者一身尽疼，是说这个病人呀，浑身疼，哪哪都是疼的，又有发热。这就提醒我们，这个病人可能会有伤寒之证，至少现病也是从伤寒而来。因为大家知道，太阳伤寒表实证，也即麻黄汤证的主症便是头疼，腰疼，骨节疼，一身尽疼，还有时发烧。

"日晡所剧者，名风湿。""日晡所"，即申时，就是下午三到五点这个时间段。这段时间，古人统称为日晡所，俗称太阳下山那段时间，日暮时分吧，太阳下山了，气温自然会转凉，遇天气转凉而病情变重者，那就是湿呀，湿遇寒加剧嘛。为什么会是风湿呢？因为，他一身尽疼，哪哪都是疼的，浑身疼，到处疼，疼无居处，风动不居嘛，所以说是风湿。凡风湿病，一遇见刮风阴雨天，一遇见天气转凉，病情立马就重。这是风湿病的特性。

"此病伤于汗出当风，或久伤取冷所致也。"这一句，是仲景告诉我们，这种风湿病是如何得的。它是如何得的呢？"此病伤于汗出当风"这是说，这个病是由于出汗时伤了风寒。那为什么人出了汗，伤了些风寒，就能得风湿病？人有谁不出汗的？大夏天，或干点活，人都可能会出汗。那么出汗为什么就会得风湿？这原因嘛，当然第一条还得是这个人本来体质就不太好，"久伤取冷所致也"。当然，或者是因为他天长日久都这么干，一出汗就迎风，大家知道汗是排泄体内废物的一种方式，当然也会排出体内湿气，当汗出排泄的时候，来些风寒，将汗闭郁了，那么这些湿呀，废物呀，就会淤积在皮肤之内而不出来。这些湿或废东西呀，会流转，哪有空隙到那去，于是在关节孔窍就积存下来，久而久之便成风湿病了。

以上，仲景将风湿病的主症及形成原因给我们交代清楚了，那么这个病怎么治呢？是不是要加茯苓，要加泽泻、车前子来除湿利小便呀？是不是要用发汗法来祛湿呢？等等吧，我们遇到这样一个浑身疼的病人，也许一时间就会手忙脚乱，然而你看仲景，你看他的用药思路，还是奔着主症一身尽疼、发热而来，运用麻黄汤当底方，只将桂枝换作薏苡仁便可。这是为什么呀？

我们还是先来看经方大师胡希恕老是如何讲解的。

胡老说："这个方子偏于寒，因为他用的生薏仁。这个麻黄杏仁薏苡甘草汤啊，他是以麻黄甘草汤发展出来的，加杏仁，加上薏苡仁，那么这个也解表，也去湿痹。这个薏苡仁这个药啊，它是治四肢拘挛疼痛，它起这个作用。他这个药又是一个利尿药，跟这个苍术是一样的；同时它有解凝作用，如果这个湿在里头凝结得厉害的时候用它是最好的。所以这个药，像咱们说的硬皮症有时候都可以用生薏仁。不过这个药寒，你们看这个方剂就看出来了，他把麻黄汤中的桂枝不要了，那个桂枝偏温嘛，同时他不用苍术，苍术是辛温的，他用这个生薏仁。薏仁米这个药啊，这是个寒性的利尿药，也就是说我们遇着的这个风湿关节炎，偏于热，那么这个方剂就合适。同时它里头没有桂枝，没有桂枝那种往上冲的力量，所以没有气上冲，换言之就是脑袋不疼。这个气上冲啊，像这个脑袋头面的刺激呀，像这个表证吧，这个脑袋的血管绷紧，这也是往上冲的一种反映。那么麻黄甘草汤啊，他这个气上冲的反应很小，同时呢，喘得厉害，他这个喘，觉着急迫，同时呢有热，很明显，所以他出现这个大热……所以他与这个麻黄汤加术，从这个文章说是没有什么大的分别。但临床上却是有分别的，头疼明显，又偏于寒，我们用这个麻黄加术汤，这个也是麻黄剂……也是类似麻黄汤证，当然也是无汗，但是头部症状不那么明显，那么由于麻黄、杏仁加甘草就是麻黄甘草汤，就咱们现在这个，喘得厉害，同时啊……有热，可以用这个麻黄杏仁薏苡甘草汤。"

经胡希恕老这样一讲解，我们方明了，这是一个寒凉的方子，专治偏于热性的风湿之疼。你看人家仲景，只将一味药薏苡仁替换桂枝，便使全方由治伤寒的辛温之剂，一改为治偏于热性风湿病的偏凉方子，真真是只着一物，便翻转乾坤。其手笔之精妙，无异于只输一叶之落，而派送天下寒凉的自然之力了。

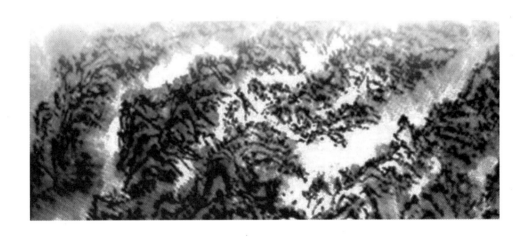

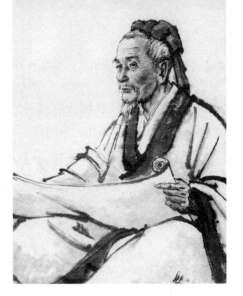

# 从《江畔独步寻花》，谈到防己黄芪汤

中华文化向来讲究一个"和"字。和，就是内外互参，左右对称，阴阳和谐。今儿，咱单表一表仲景遣药组方之"对称"的妙用。

### 江畔独步寻花

黄四娘家花满蹊，

千朵万朵压枝低。

留连戏蝶时时舞，

自在娇莺恰恰啼。

杜甫这诗妙处，在末二句"留连戏蝶时时舞，自在娇莺恰恰啼。"这是一笔两写，一处写戏蝶，一处写娇莺，或枝上或叶下，或花外或花里，戏蝶时时舞，娇莺恰恰啼，两两呼应，互为参合，一时间将画面装点得灵动活泼，热闹异常。这首诗读来，就是活的，当然也就妙哉。

中华文化向来讲究一个"和"字。和，就是内外互参，左右对称，阴阳和谐。比如以上这首诗的一笔两写，就体现了"和"之要紧处——对称。还比如中国的建筑、民居有东厢房必要配西厢房，这才成一院落；皇家有东宫，也得有西宫，这样才合体式。别的咱就不再多谈，今儿，咱单表一表仲景遣药组方之"对称"妙用。

不去说桂枝汤中，取桂枝以助阳必配芍药以敛阴之对称法，也不去说小青龙汤中，姜（生姜）辛（细辛）味（五味子）以消内饮，配麻桂以祛表邪之表里同治法，单论一下防己黄芪汤。看这一张方子的用药组方，便能管窥得见仲景先师之配方思路也。

防己黄芪汤，出自《金匮要略》，全方除却方后注，以姜枣作药引子之外，共有四味药组成。这四味药是：防己、甘草、白术、黄芪。

若我们将这四味药看作是杜甫上首诗的一些元素，那么这张方子里的"白术"就类同"花枝"，"防己"就是"戏蝶"，自然"黄芪"就可以对应"黄莺"了。笔者为何这样对应呢？且听细细道来。

要说清其中缘由，当然我们还是得先弄清方中四味药的药性与功用。白术，其性温，其功健脾益气，燥湿利水。白术与苍术之不同处在于，苍术有解表功效，白术没有。白术与茯苓之不同处在于，白术是健脾以除湿，而茯苓则是祛湿以健脾也。现在方中有白术，这是一个"枝杆"是居于中间位置作用的，它一边可以配黄芪，以合芪之补气；一边可以配防己，以合防己之祛湿。

当然我们都知道，黄芪性温，功在于补气；防己性苦寒，功在于祛风湿。

笔者这样一说，诸位是否能感觉到这方与彼诗的相似之处了？诗中有"花枝"，一边配"戏蝶"，一边是"娇莺"；方中有"白术"，一边配"黄芪"，一边配"防己"，互参互应，各得其妙，相得益彰。

说完上边杜诗与仲景用药之相通处，我们还是要重点谈一谈防己黄芪汤这张方子。前边，咱们说了，这张方子出自《金匮要略》，具体是哪一条呢？是第22条："风湿，脉浮身重，汗出恶风者，防己黄芪汤主之。"条文后，有原方如下：

防己黄芪汤方

防己一两　甘草半两，炒　白术七钱半　黄芪一两一分，去芦

如果我们单看条文，看不出此条用防己黄芪汤的必要性。为什么？因为文中四字"汗出恶风"。这四个字，很容易让我们读者误以为这是桂枝汤证的"汗出恶风"。众所周知，太阳中风就有两个主要症状，一是汗出，二是恶风。此处见"汗出恶风"，若不看条文后方，我们很难去判断这四个字"汗出恶风"到底是何指？是表气虚之"汗出恶风"呢，或是桂枝汤证之"汗出恶风"呢。这真是一个大问题。《金匮要略》这本书，就存在这样一个"问题"，就是省文太多，要不怎么能"要略"呢？这，就需要我们以方测证。

方中有黄芪，就这一味药，我们就可以断定这个病人是气虚了。不气虚？那你加入黄芪干吗？然后，我们再来看白术与防己，上边咱们说过，白术健脾除湿，防己祛风湿，药物与条文一对照，我们便知这一条文中所说之病，乃是表虚加风湿。

这个方子，还有比较有意思的是方后注。我们来看原文中的方后注：

上锉麻豆大，每抄五钱匕，生姜四片，大枣一枚，水盏半，煎八分，去滓，温服，良久再服。喘者加麻黄半两，胃中不和者加芍药三分，气上冲者加桂枝三分，下有陈寒者加细辛三分。服后当如虫行皮中，从腰下如冰，后坐被上，又以一被绕腰以下，温令微汗，差。

这个方后注有两段。

第一段主要是谈加减之法。据胡希恕老所讲，这些东西是后世糊涂医师所乱加入的，不是仲景原文。胡老之所以这样说，理由很简单，就是胃中不和，从来是不加入芍药的。胡老原话为："它这个都是经过后人这么搞的，这个加味呢更要不得了，胃中不和加芍药，张仲景治胃不和没有加芍药的，你们看哪一个里头有，所以这个我向来不加，这个加味，都是信不得的。"

第二段就是"服后当如虫行皮中，从腰下如冰，后坐被上，又以一被绕腰以下，温令微汗，差"。也就是说，如果你是一个风湿加表虚的病人，若吃了防己黄芪汤后，可能会出现"如虫行皮中，从腰下如冰"的感觉。这时候，你千万别慌，你要听仲景先师的话，"后坐被上，又以一被绕腰以下，温令微汗"，也就是你要坐在被子上，用被子将腰以下围起来，以助其微汗出，这样病就好啦。

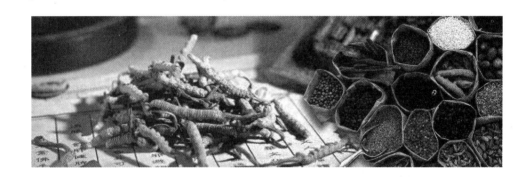

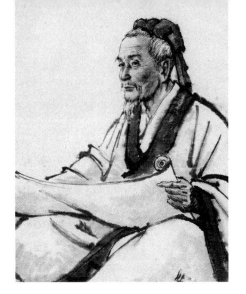

# 从白居易《南湖早春》说开去

中国律诗讲究"颔联"和"颈联"必须对偶，而对偶本身，其实就是阴阳相对。自古医家在用药上，更是着重阴阳搭配，以成妙方。张仲景的遣药组方，更是深得其中三昧。

中国律诗讲究"颔联"和"颈联"必须对偶，而对偶本身，说开了，其实就是阴阳相对。不是吗？我们随便捡起一首律诗，例如白居易以下这首《南湖早春》：

> 风回云断雨初晴，返照湖边暖复明。
> 乱点碎红山杏发，平铺新绿水苹生。
> 翅低白雁飞仍重，舌涩黄鹂语未成。
> 不道江南春不好，年年衰病减心情。

诗中颔联"乱点碎红山杏发，平铺新绿水苹生"与颈联"翅低白雁飞仍重，舌涩黄鹂语未成"，皆为对仗句子。咱们抛开颈联不论，只来看其颔联，一个"乱"字，对下句那一个"平"字，二字之意相对，一"红"一"绿"

相对，"山杏"与"水苹"相对，细思处，更着妙意。杏是因春气而发，"水苹"是由春水而生，其中暗含一气一水，气者阳也，水者阴也，阴阳契合，其境妙也。这一中华文化的内涵，在中医学上也是普遍运用，阴与阳之关系，《黄帝内经》早有言，"阴在内，阳之守也；阳在外，阴之使也"。还有阳气强，阴气绝也之句。现在人讲养生，养生之道，本着衣食住行，其中之"住"为大关键。试想人生一天二十四小时，八小时工作之外，人的大部分时间都是在睡觉，可见"住"对人来说，是健康大关目。谈"住"，就不能不谈风水。所谓风水，风者天之气，水者地之血，天地之阴阳气血，与人体之阳阴血气如何交通契合，即为风水也。自古医家在用药上，更是着重阴阳搭配，以成妙方。桂枝配芍药之一散一敛之妙用，泽泻加升麻之一降一升之机理，可见"医圣"张仲景的遣药组方，是深得其中三昧。

为更好说明之，下边咱们看《金匮要略·痉湿暍病脉证治第二》第26条云：

> 太阳中热者，暍是也。汗出恶寒，身热而渴，白虎加人参汤主之。

读过《金匮要略》的朋友都知道，这一条是谈暍病的治疗。何谓暍病？仲景说了，是为"太阳中热者"。此处"太阳"代指人体之表，太阳为表嘛，人之表为热气之所中，其实，也就是咱们现在说的伤暑了。其症为何？"汗出恶寒"，出汗怕冷；"身热而渴"，发烧口渴。怎么治之？白虎加人参汤。就这么简单！

细究一下，此证为何以白虎加人参汤治之？

那第一要明了此证之病机，第二要明了此方之方义。它就是暑热之气伤人体表，暑邪迅速入里，热伤阳明，不但伤经发热，而且伤阳明腑胃中之津液。阳明经热，为气分之热，清之以白虎汤；胃中要生津液，则需人参也，因为人参益气生津嘛。白虎加人参汤之药理，细想来，也还真有些"乱点碎红山杏发，平铺新绿水苹生"的意思。

上边，咱们简约谈过，红杏发是因春气，绿苹生是由春水，一气一水，一阳一阴，气者在经，水者在腑，白虎治经，清其热气，人参养腑，生其津液。单就白虎汤来言，方子之中的石膏，为辛甘大寒之品，其质重也，故善清透气热；然知母为苦寒滑润之物，善泻火滋阴。二药合用，既清且透，滋液润燥，相得益彰。甘草加粳米益气和中，滋养脾胃，与前边二味药相配，一攻一养，攻养周全。

中华文化之阴阳变通，尽在其中矣。

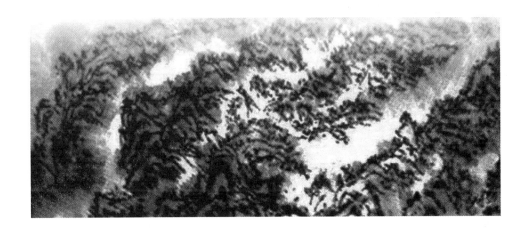

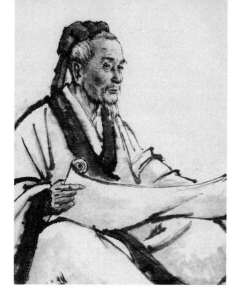

# 从《柳外轻雷池上雨》，谈到仲景
# 对狐惑病的论治

　　欧阳修有词《临江仙·柳外轻雷池上雨》，通篇以意境的营造见长，其特点是空间之上下兼顾的描写，使整首词层次分明，栩栩如生，下上兼顾，上下勾联。在《金匮要略》之中，仲景也曾用此法论治一病，此病的特点说也真是巧，竟也是面上阴下，齐发症状，这个病便是狐惑病也。

　　北宋著名文学家欧阳修有词一首，名《临江仙·柳外轻雷池上雨》，通篇词作以意境的营造见长，其特点是空间之上下兼顾的描写，整首词运笔以上摹下绘，细腻婉致，层次分明，栩栩如生。下边，我们来欣赏这首词作：

<blockquote>
柳外轻雷池上雨，雨声滴碎荷声。<br>
小楼西角断虹明。阑干倚处，待得月华生。<br>
燕子飞来窥画栋，玉钩垂下帘旌。<br>
凉波不动簟纹平。水精双枕，傍有堕钗横。
</blockquote>

　　"柳外轻雷"是上摹，"池上雨"是下绘；"雨声"相对"荷声"，又是一

对上下关联。

"小楼西角断虹明。阑干倚处，待得月华生。"这一句，在空间的处理上，又是上、下、上的关系："小楼西角断虹明"在空间，为上；"阑干倚处"在空间，为下；"待得月华生"在空间，为上。这样，上下连动，处处着笔，便烘托出一幅层次分明的画面来。不但以上二句是如此，下片也是如此。"燕子飞来窥画栋，玉钩垂下帘旌"，又是一上一下，上边有燕子飞来，下边是"玉钩垂下帘旌"。同时，相对于玉钩垂下之帘旌，笔触更往下处写，"凉波不动簟纹平。水精双枕，傍有堕钗横。"总之，这首词在艺术处理上，就是运笔的上下勾联，下上兼顾也。

下上兼顾，上下勾联，在《金匮要略》之中，仲景也曾用此法论治一病，此病的特点说也真是巧，竟也是面上阴下，齐发症状，这个病便是狐惑病也。胡希恕老说这个狐惑病就是西医上所说的白塞综合征，凡人之关口，比如眼目、口腔与前后阴皆有发炎溃疡也。今儿，咱们且不去谈西医关于此病的种种，咱们且来看仲景对此病的论治。这病在《金匮要略·百合狐惑阴阳毒病脉证治第三》篇中，共有4条，我们采取每条一解的方式来解读之：

狐惑之为病，状如伤寒，默默欲眠，目不得闭，卧起不安，蚀于喉为惑，蚀于阴为狐，不欲饮食，恶闻食臭，其面目乍赤、乍黑、乍白，蚀于上部则声喝，甘草泻心汤主之。

甘草泻心汤方

甘草四两　黄芩三两　人参三两　干姜三两　黄连一两　大枣十二枚　半夏半升

上七味，以水一斗，煮取六升，去滓再煎，取三升，温服一升，日三服。

这一条，论狐惑病并内治方。所谓狐惑病者，是狐病加惑病也。狐病蚀二阴，在下；惑病蚀喉，在上。通篇讲症状，不离下上。上下症齐发，即喉溃阴疡，则为狐惑之病也。这一条说了内服药方，甘草泻心汤。从药方来看，这方药是由小柴胡汤为底方，只是将柴胡换成黄连，并用生甘草取代炙甘草并加量为四两，干姜代替生姜组成也。由此我们可以推断出这个狐惑病其证在于体有湿热，并循肝经上扰下袭。湿热侵上，则眼目、口腔溃烂；湿热侵下，则二阴溃疡。这一条"蚀"字，可解为"溃烂"。本条除了以"溃烂"为主要症状外，还有些类似伤寒的发烧与恶寒，不欲饮食，不闻食臭则是由于肝经有湿热影响到脾胃，脾胃不好导致的。接着，仲景又分立三条，下上分论，并配外治方，将狐惑病"一网打尽"。

我们往下看第 11 条：

蚀于下部则咽干，苦参汤洗之。
苦参汤方
苦参一升
以水一斗，煮取七升，去滓，熏洗，日三。

这一条，宛如欧阳修上词之中的一个"小场景"，咱们上边分析了，欧词通篇言上下，然每一处意境的描摹又着笔于其间的上下联动。比如"玉钩垂下帘旌"句，其对前头"飞燕"句来讲，是着笔于下，然其对后边"凉波不动簟纹平"来言，又是着笔于上，上下勾联，浑然一片的细绘精描，宛然若画。仲景这一条，虽然论蚀下，即蚀于阴，却也顾及上部，兼写上部症状——"咽干"。这一种写法，或者叫论诊疾病的思路，与文学家欧阳修，可谓有异曲同工之妙。

后边二条，又是一条言下边，即蚀肛之证，一边言上边即目赤如鸠眼。我们分别引来如下，第 12 条：

蚀于肛者，雄黄熏之。
雄黄熏方
雄黄

上一味为末，筒瓦二枚合之，烧，向肛熏之。

第 13 条：

病者脉数，无热，微烦，默默但欲卧，汗出，初得之三四日，目赤如鸠眼；七八日，目四眦黑。若能食者，脓已成也，赤豆当归散主之。

赤豆当归散方

赤小豆三升，浸，令芽出，曝干　当归三两

上二味，杵为散，浆水服方寸匕，日三服。

总之仲景在此处论治狐惑病，就是我们上边总结的八个字"上下联动，下上兼顾"。这也是此病的症状特点使然，也是仲景深谙中医学的整体观念使然。这一个"上下勾联，下上兼顾"的观念，不但在医家，在诗人，在进行艺术创作或诊病治病之中，都有很好的展现。

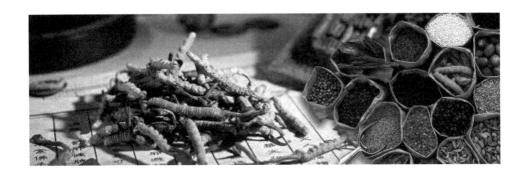

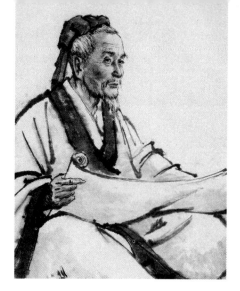

# 读《雪梅》，想到仲景论治阴阳毒

读罢卢梅坡《雪梅》，再来学习仲景《金匮要略》，展眼就念到阴阳毒篇，见仲景论治阴阳毒，竟也颇似卢梅坡论雪梅了。不是吗？且听笔者道来——

午后无事，闲读宋诗，念到卢梅坡《雪梅》：

> 梅雪争春未肯降，
> 骚人阁笔费评章。
> 梅须逊雪三分白，
> 雪却输梅一段香。

这诗写得好，漫漫大雪天，梅花也开了，雪花是白的，梅花也是白的，一时间是雪是梅难为了骚人，但到底二者是有分别，梅与雪相比其白稍微逊色三分，雪与梅相比却是输却了一段清香。读罢此诗，再来学习仲景《金匮要略》，展眼就念到阴阳毒篇，见仲景论治阴阳毒，竟也颇似卢梅坡论雪梅了。

雪天白梅，乍一眼，尽是白，细辨识雪是雪，梅是梅，虽有相近，却大不同。

阴毒阳毒，都是毒，都有咽喉痛，都是急危之病，五日可治，七日不可治，然细辨之，却阳毒面赤斑斑如锦纹，阴毒面目青，套用上诗可以写就一句诗为"阴须逊阳三分红"。阴毒身痛如被杖，阳毒却是唾脓血无杖痛也，我们再套用上诗可以写就这么一句便是"阳却逊阴一段痛"。如此调皮把弄医文与诗文，则我们也要将仲景论治阴阳毒病，化裁为一首"剥皮体"的诗了。那就是：

> 阴阳争毒难辨认，医家阁笔揣摩中。
> 阴须逊阳三分红，阳却逊阴一段痛。

下面，我们还是认真分解一下仲景论治此二证的条文吧。

先来辨识阳毒。

阳毒之为病，面赤斑斑如锦纹，咽喉痛，唾脓血，五日可治，七日不可治，升麻鳖甲汤主之。（14）

升麻鳖甲汤方

升麻二两　当归一两　蜀椒炒去汗，一两　甘草二两　雄黄半两，研
鳖甲手指大一片，炙

上六味，以水四升，煮取一升，顿服之，老小再服，取汗。

阳毒之所以称为病，其状如何呢？一是面赤斑斑如锦纹，一是咽喉痛，一是唾脓血。这个病是病毒感染的急危证，得病五天还可以治，得病过七天就难治了。治方为升麻鳖甲汤。升麻清热杀菌解毒，当归活血化瘀，鳖甲也活血化瘀，蜀椒发汗，雄黄祛痈脓。

再来辨认阴毒。

阴毒之为病，面目青，身痛如被杖，咽喉痛。五日可治，七日不可治，升麻鳖甲汤去雄黄、蜀椒主之。（15）

阴毒之所以为病，都有哪些症状表现呢？一是身痛如被杖，二是咽喉痛。也是五日可治，七日不可治。

阴毒与阳毒相比，正如笔者前"诗"中所云："阴须逊阳三分红，阳却输阴一段痛。"也就是说，阴毒与阳毒相比，阳毒有面赤斑斑如锦纹，阴毒没有脸红，却是面目青；而阳毒与阴毒相比，阴毒有身痛如被杖，阳痛没有此项，却有唾脓血也。

当然，阴毒治方是以升麻鳖甲汤为底方化裁而来，也即此方中去掉雄黄与蜀椒也。为什么去掉雄黄？因雄黄治脓血，阴毒不唾脓血故去之。为什么去掉蜀椒？因蜀椒是热药，发汗去面赤用，而阴毒无面赤，只是面目青，没有表证，故去蜀椒不用矣。

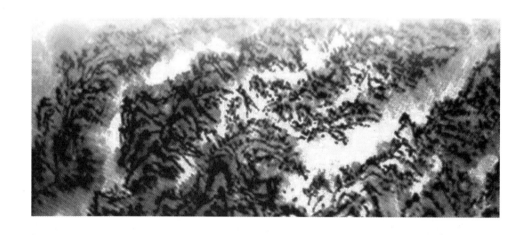

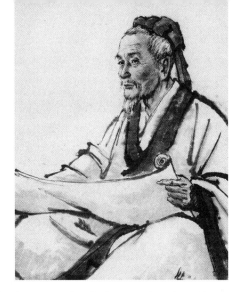

# 由疟母并治方鳖甲煎丸，赏析《塞上曲》中二诗句

　　仲景先师出动大部药力"阻击"疟母的治法，使笔者想到了唐代戴叔伦的《塞上曲》中的二句诗："汉家旌帜满阴山，不遣胡儿匹马还。"

　　学医的，读"金匮"，学"伤寒"，最要学习仲景是如何分析病机的。病机分析得准确，才能为下一步施治打下好基础。这一点，犹若兵家先将敌方的意图摸清楚，才能很好地制订作战计划，从而打出胜仗。仲景先师对疾病的认识与对病机的分析，那是相当了得。大家常说中医是仁慈的医术，这不但反映在对病邪给予出路的治疗方法上，还表现在处处顾护病人的正气之上。仲景先师更是掌握了这种仁术的大医。为了能顾护人体正气，仲景先师用药中病即止，有时为了助些药力，宁肯采取让病人喝热粥或盖被子的方法，也不去加大药量，一些疾病能自愈的尽量在密切的观察之下让其自愈。《伤寒论》58条云，"凡病，若发汗，若吐，若下，若亡血，亡津液，阴阳自和者，必自愈"，就是告诫有心中医的朋友，一些疾病是可以让其阴阳自和从而自愈的。但仲景对于疾病的认识及其发展的把握并施治的方法，那是十分精准老到的，而不是任疾病发展而束手无策。有些病，若按一般"路径"走，也许到了一定时间就会有治愈可能，但"如其不差"，也就是

45

如果它不往好的方向发展，那就会集中大部药力施治之。例如，《金匮要略》中对疟病的治疗就有这样一条，如下：

病疟，以月一日发，当以十五日愈；设不差，当月尽解；如其不差，当如何？师曰：此结为癥瘕，名曰疟母，急治之，宜鳖甲煎丸。（2）

这一段采用对话的方式来说明疟病的发病和衍变规律及其施治方法。简单翻译就是，疟病是以一个月的时间为发病节律的，如果是这个月的初一日发作，那么（一般情况下）这个病十五天就会好；如果不能治愈，这个月底就能好；当然如果这个月底治不好，那怎么办呢？老师说，这就发展为癥瘕了，又名叫疟母，应当紧急治疗它，宜用鳖甲煎丸。这一段的意思很明显，就是疟疾这种病，一般情况下，十五天就能治好，十五天不好，三十天月底就会好。但是，如果它不好，那就形成疟母啦。这时候，就要采用大部药力鳖甲煎丸急救之。我们来看鳖甲煎丸的药物组成。

鳖甲煎丸方

鳖甲十二分，炙  乌扇三分，烧  黄芩三分  柴胡六分  鼠妇三分，熬  干姜三分  大黄三分  芍药五分  桂枝三分  葶苈一分，熬  石韦三分，去毛  厚朴三分  牡丹五分，去心  瞿麦二分  紫葳三分  半夏一分  人参一分  䗪虫五分，熬  阿胶三分，炙  蜂窠四分，炙  赤硝十二分  蜣螂六分，熬  桃仁二分

上二十三味为末，取煅灶下灰一斗，清酒一斛五斗，浸灰，候酒尽一半，着鳖甲于中，煮令泛烂如胶漆，绞取汁，内诸药，煎为丸，如梧子大，空心服七丸，日三服。

这个方子用了二十三味药组成，可谓仲景方中采用药物最多的一个方剂了。这么多药物，以柴胡汤为底方，分别治以行气、泻下、祛瘀、祛痰饮、祛水，可谓对疟母形成围攻之势，从各个方面给予击破清除。

　　这一段有关疟疾不按"规律"出牌，恣意积聚而成疟母，仲景先师出动大部药力阻击的治法，使笔者想到了唐代戴叔伦的《塞上曲》中的二句诗：

　　　　汉家旌帜满阴山，不遣胡儿匹马还。

　　想那胡人，也只不过为了些口粮侵犯，其行踪目的，早已被我大汉王朝看得清清楚楚，你小股入侵，我可以派些小股部队抵防一下，你也就退了。若果一意孤行，侵扰我"阴山"之境，意图我大汉王朝，那就不客气了，精锐大部队就会"满阴山"，强力围歼，让你有去无还。

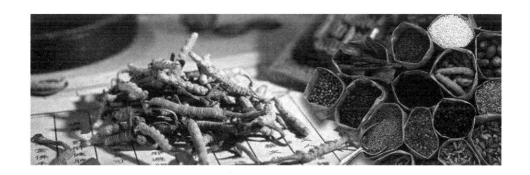

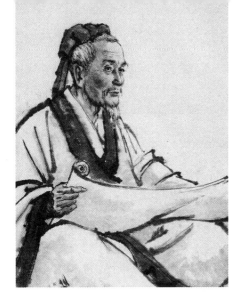

# 由李峤诗，笑谈仲景轻解痹、牝疟疾

　　唐代诗人李峤曾有诗曰："解落三秋叶，能开二月花。"这里是说风的潇洒威力，看这一霎轻风，谈笑之间能使三秋树叶披落，也能叫春二月花开似锦。这风的手段，真可谓"出神入化"。若以医家来论，大约只有仲景之妙手可与之媲美。不是吗？且来看——

　　唐代诗人李峤曾有诗曰：

　　解落三秋叶，能开二月花。

　　这里是说风的潇洒威力，看这一霎轻风，谈笑之间能使三秋树叶披落，也能叫春二月花开似锦。这风的手段，真可谓"出神入化"。若以医家相拟，大约只有仲景之妙手可与之媲美。不是吗？我们且来看仲景之治温寒疟。其用药之简约，之精到，与上诗"风"之"法力"真叫作相当了。下边，我们来解读仲景解疟之方。

　　《金匮要略·疟病脉证并治第四》第 4 条有云：

温疟者，其脉如平，身无寒但热，骨节疼烦，时呕，白虎加桂枝汤主之。

明眼人一看便知，这一条是仲景教我们瘅疟也即温疟的脉证并治法的。仲景起笔写到"温疟者，其脉如平"。什么叫"如平"？要弄清这句，你得是仲景的学生或读者，你不去读仲景的书，劈面来上这一句，你是解不透的。仲景在上边条文中曾告诉过我们一句重要的话，"疟脉自弦，弦数者多热"，也就是说，凡疟病其脉多是弦的，如果是热疟或者叫温疟（《黄帝内经》上称为"瘅疟"）其脉多是弦数的。这里讲"如平"，就是说呀这个脉象与平常温疟的脉象并无二致，是"如平"，如平常一样。为什么会这样子交代？像平常一样，那还用得着说吗？当然，用得上了。因为仲景在后边开方，有云"白虎加桂枝汤"，即白虎汤加桂枝也。大家知道凡白虎汤证，其脉是洪大的；凡桂枝汤证，其脉是浮缓的。你现在既然开方为白虎汤加桂枝，那按平常思维，其脉必然洪大或浮缓了，是不是？然而这里说，不是，脉象还跟温疟病的平素脉象一样，弦数脉。这，就是"如平"。除脉象以外，还有什么其他症状？"身无寒但热，骨节疼烦，时呕"，所以仲景对症用药，你不是骨节烦疼吗，我就用上桂枝。不是无寒但热吗？那就用白虎汤清热。就这么简单，对症用药！仲景为什么会想到用白虎汤清热，用桂枝去骨节疼烦呢？因为，大前提。这是一个疟病，定期的恶寒发热，虽然但热无寒，其脉数当是疟脉，其脉自弦，如热则弦数。然后，就是定期热，不是一直发热，而是热热停停。仲景是先辨其为疟病，然后根据疟病半表半里的特征，推断其在里必入阳明，在表必表现为太阳证，因为这个病人症状有骨节疼烦，故可用桂枝解表，有但热无寒，可能入阳明经，故用白虎汤清阳明经热也。

下面，我们来温习一下白虎加桂枝汤方：

白虎加桂枝汤方
知母六两　甘草炙，二两　石膏一斤　粳米二合　桂枝去皮，三两上锉，每五钱，水一盏半，煎至八分，去滓，温服，汗出愈。

然后，我们再来看第5条有云：

疟多寒者，名曰牝疟，蜀漆散主之。

这一条，首先也是疟疾，只不过这疟病多寒，那么一个疟疾病人，仲景就开方蜀漆散，这是为何？我们从后边方中用药，云母加龙骨，可知这个病人一定会有心悸、心慌等心的症状。然后我们再回过头来看，疟多寒者，说明这是一个寒疟，其脉象当为弦迟。一个有弦迟脉象的病人，还有心悸、心慌之症状，心在膈上，疟疾当在半上半下也，因为其多寒证，说明心脏为寒所侵扰，那就是寒痰或寒饮了，怎么消除之？用蜀漆也。蜀漆不但截疟，还祛痰饮，所以仲景开方：

蜀漆散方
蜀漆洗去腥　云母烧二日夜　龙骨等分
上三味，杵为散，未发前，以浆水服半钱匕。温疟加蜀漆半分，临发时服一钱匕。

通过以上二条治寒温疟疾之方，我们可以看出仲景临证时从容不迫、驾轻就熟之风范，无论症状如何变化，其能"解落三秋叶"，更"能开二月花"，寒疟温疟都能治，帮病人消除病痛，助病人重获生命之春天。这，不更是"解落三秋叶，能开二月花"的又一层境界么！

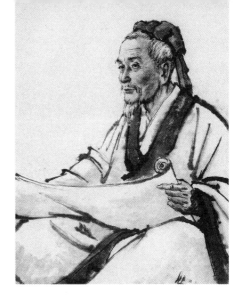

# 由"一层秋雨一层凉"，谈到仲景论中风

中国有句谚语："一层秋雨一层凉。"这是基本的天象规律，可谓人皆尽知。中医之道，乃自然之道；中医的妙处，即在于天人合一。笔者在这里之所说的是，不要小看这一句谚语，它虽说的是天象，却也说及病理。

中国有句谚语："一层秋雨一层凉。"

想那秋天时节，北半球太阳南移，若此时再云结成雨，纷纷落下，真是下过一阵儿，秋意就深一层，这是基本的自然规律，可谓人皆尽知。中医之道，乃自然之道；中医的妙处，即在于天人合一。笔者在这里之所说的是，不要小看这一句谚语，它虽言是天象，却也说及病理。

难道不是吗？大家知道，病邪侵入，其一般运行规律是，从皮部到络脉，从络脉到经脉，从经脉到腑脏的。病邪之所以能侵入，是因其虚也。此正《黄帝内经》之所言："邪之所凑，其气必虚。"秋天来了，太阳位移，位移则气虚也，此时云结成雨，下一层，天就转凉一层了。为什么此时竟能是一层雨下，一层凉？那根本之原因还在于，秋之太阳位移，"其正气虚"也。看其"凉"的行进规律，是"一层秋雨一层凉"，这是一般规律，当然也有陡然天寒了，那可以看作是寒气直中。当然这里还谈普遍现象，是一层一层的渐进式的。古人看到了这一点。天道即人道，天理即病理。于是咱们的古人在认识疾病发展时，也就类比天象，找到了其运行的规律，那便是上边咱们谈过的——从皮部到络脉，从络脉到经脉，从经脉到腑脏的，一层一层往里深入的，真可谓是"一层秋雨一层凉"。

仲景先师，这么大的医家，之所以伟大，就在于他能识天象，知病理。难道不是吗？我们且来看，他在《金匮要略》中关于中风证的论述，简直与上边那一句谚语"一层秋雨一层凉"有异曲同工之妙。

"一层秋雨一层凉"，关键词有一个"秋"字，一个"雨"字，一个"凉"字。若以医家看待这句，赏析这句，则那一个"秋"字可当作其人正气转虚了，正气改变了；"雨"，可看作是病邪；"凉"，视为病之严重程度。秋天了，雨下一层，凉转深一层；人正气虚了，病邪侵袭人一层，疾病就严重一层。

下边我们还是举例言之。

且来看《金匮要略·中风历节病脉证并治第五》之中的第 2 条：

寸口脉浮而紧，紧则为寒，浮则为虚；寒虚相搏，邪在皮肤；浮者血虚，络脉空虚；贼邪不泻，或左或右；邪气反缓，正气即急，正气引邪，喎僻不遂。

邪在于络，肌肤不仁；邪在于经，即重不胜；邪入于腑，即不识人；邪入于脏，舌即难言，口吐涎。

仲景先师在这一条论中风证之初，先言明中风证之病因，一虚二寒。虚是内因，寒是外邪。因为其人脉浮，也即身虚，血虚了，再因其脉紧，也即中寒邪了，外有寒邪来袭。这是说，时令变了，变天了，自然界的阳光虚了，太阳位移，此时再遇雨，雨是下罢一阵，天就会寒冷一阵。"邪在于络，肌肤不仁；邪在于经，即重不胜；邪入于腑，即不识人；邪入于脏，舌即难言，口吐涎。"病邪起初只中人之浮络，中风证之浅层，中人络脉，络脉浮于肌肤，则肌肤无关痛痒，不仁了；若病邪再往里进一层，就是"邪在于经"，则"即重不胜"，就是病情严重，有些忍受不了。"不胜"，那就瘫，半身不遂了。病邪入腑，就不识人，意识出现问题，精神症状出来了，不能认得人。这是因为邪入于腑，九窍闭塞，清阳不扬，心神蒙蔽所致也。然后就是邪中于脏，这时连话都不能说，舌为心之苗，说明邪中心脏了；还流涎，涎为脾之所主，说明邪也中脾，心脾受邪，病势愈重。

读罢这一节文字，大家不难看出来，仲景先师论中风之病势病情的发展，与"一层秋雨一层凉"这句谚语之所道，在思想认识上多么有共通之处啊！

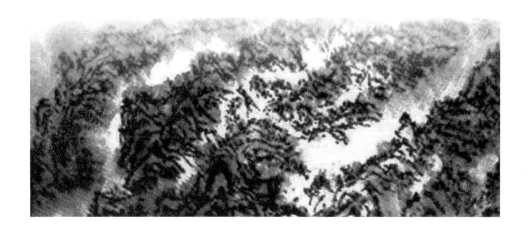

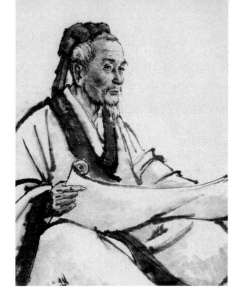

# 由《念奴娇·赤壁怀古》，
# 谈历节病脉证并治

宋词人苏东坡曾有一词《念奴娇·赤壁怀古》，在这阕词中，作者着笔描写了三国名帅周瑜指挥作战的风采。好的医家，也该是如周郎一样面对敌方派来的万千兵勇，指挥若定，轻轻一挥洒，一剂方子搞定也。仲景先师就是这样一位大医也。

宋词人苏东坡曾有一词《念奴娇·赤壁怀古》，在这阕词中，作者着笔描写了三国名帅周瑜指挥作战的风采。这里，我们还是先欣赏一下这首词作：

> 大江东去，浪淘尽，千古风流人物。
> 故垒西边，人道是，三国周郎赤壁。
> 乱石穿空，惊涛拍岸，卷起千堆雪。
> 江山如画，一时多少豪杰。
> 遥想公瑾当年，小乔初嫁了，雄姿英发。
> 羽扇纶巾，谈笑间，樯橹灰飞烟灭。
> 故国神游，多情应笑我，早生华发。

人生如梦，一樽还酹江月。

你看周郎面对曹军万千战船，只是轻轻挥动羽扇，只是在谈笑之间，便使敌方"樯橹灰飞烟灭"。这是多么潇洒，多么豪迈的壮举呵！清代大医徐灵胎曾有言，用药如用兵。好的医家，也该是如周郎一样面对敌方派来的万千兵勇，指挥若定，轻轻一挥洒，一剂方子搞定也。仲景先师就是这样一位大医也。仲景先师这样的举重若轻，删繁就简的诊治风采，可以在《金匮要略》中对历节病的认识与治疗中管窥一二。历节病，浑身诸关节尽痛，其病因也繁杂多变。仲景先师面临此证，洞察如烛，先一一辨识病因，再一举开方而治之，若读其中文字，真有上阕词中周郎那"羽扇纶巾，谈笑间樯橹灰飞烟灭"的风范。不信吗？我们且来看《金匮要略·中风历节病脉证并治第五》中的下边一些文字：

寸口脉沉而弱，沉即主骨，弱即主筋，沉即为肾，弱即为肝。汗出入水中，如水伤心，历节黄汗出，故曰历节。（4）

趺阳脉浮而滑，滑则谷气实，浮则汗自出。（5）

少阴脉浮而弱，弱则血不足，浮则为风，风血相搏，即疼痛如掣。（6）

盛人脉涩小，短气，自汗出，历节痛，不可屈伸，此皆饮酒汗出当风所致。（7）

味酸则伤筋，筋伤则缓，名曰泄。咸则伤骨，骨伤则痿，名曰枯。枯泄相搏，名曰断泄。营气不通，卫不独行，营卫俱微，三焦无所御，四属断绝，身体羸瘦，独足肿大，黄汗出，胫冷。假令发热，便为历节也。（9）

你看以上这历节病，一条一条的，条条病因不同，条条都是"一艘敌船"。在这里，仲景先师一条条先将它们辨识清楚，分别如下。

第4条，切脉得知，寸口脉沉而弱。沉即主骨，弱即主筋，沉即为肾，弱即为肝。这说明此人肝肾虚，虚则邪凑。"汗出入水中"，是说这人出汗了，又不懂得养生之道，马上用寒水洗，受了寒邪。"如水伤心"，古人认为心为火，若心火过旺，体内有热，有热就要发汗，如果再遇水寒，心汗发不出来，就会留于关节，则遍历关节痛，且黄汗出。"故曰历节"，所以叫历节病。这一条说的历节病的病因是，其人本来肝肾虚，受了寒湿，寒湿之邪就往骨筋处聚结；另一方面，由于肝肾虚，心里有火，遭遇寒水，汗不发，则也流历关节成历节病。

第5条，切脉得知跌阳脉浮而滑。跌阳脉是胃经之脉，此脉"滑则谷气实，浮则汗自出"，是说胃中有宿食，宿食不化蕴热，阳明有热，阳明病法多汗，遇水当风时，也会得历节病。这一条的病因是，其人胃中有热，法当汗出，当风或遇水湿，汗不出化湿，流历关节，造成的历节病。

第6条，切脉得知少阴脉浮而弱，"弱则血不足，浮则为风"，少阴脉弱，说明肾精不足，脉浮提示有外遇风寒，风血相搏，即疼痛如掣。这个历节病，是由于肾精不足，又感遇风寒造成的，疼痛十分剧烈。

第7条，盛人脉涩小，是说一个胖子，这个人的脉象涩小，提示其气血虚，"短气"提示体内有湿，"自汗出"，说明这个人气虚，还有湿，历节痛，不可屈伸，"此皆饮酒汗出当风所致"，这个历节病是喝酒导致的。一个胖子本来气血虚了，常常短气，一动就出汗，还爱喝酒，就得了历节病。

以上诸条，是说这个历节病形成的复杂病因。这个历节病病因繁杂，痛的地方遍及全身关节。历节嘛，遍历关节，浑身所有的关节都痛，胳膊腿，哪哪都是痛的，造成的原因还是这么复杂多样。如果将这种病形容成一种敌对势力，真是有"万箭齐飞""百舸争渡"之势了。面对这样的一个证，怎么办？且看仲景先师第8条之所云：

诸肢节疼痛，身体魁羸，脚肿如脱，头眩短气，温温欲吐，桂枝芍药知母汤主之。

桂枝芍药知母汤方

桂枝四两　芍药三两　甘草二两　麻黄二两　生姜五两　白术五两　知母四两　防风四两　附子二枚，炮

上九味，以水七升，煮取二升，温服七合，日三服。

　　所有关节疼痛的，当然包含以上条文中之所列病因造成的历节病，一律用桂枝芍药知母汤治之。这种治病风范，真是如周郎一样，轻轻一挥洒，一剂定乾坤，诸痛尽除了。至于条文中之所言"身体魁羸，脚肿如脱，头眩短气，温温欲吐"，只是历节病的附加症状而已，统统加上，凡是这些风湿类的历节病，都可以用一剂桂枝芍药知母汤主之。

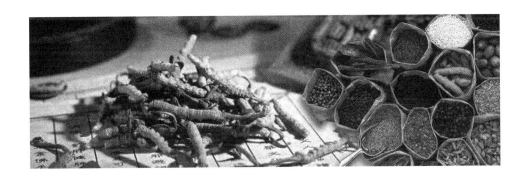

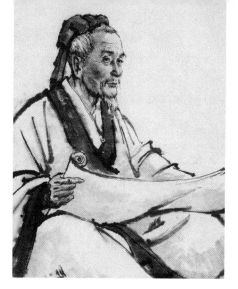

# 由惠能的"心动"说，谈失精与梦交的治法

　　大家知道，中医学的哲学基础便是儒道释，惠能"心动说"在中医治疗上的运用，在张仲景的《金匮要略》之中也有体现。下边，我们举例来说明——

　　《坛经》中有一段记载：

　　时有风吹幡动。一僧曰风动，一僧曰幡动。议论不已。惠能进曰：非风动，非幡动，仁者心动。

　　这一段的意思颇明显，说的是风吹旗动，一个僧人说是风在动，一个僧人说是旗在动，二僧争执不已。惠能过来说，这也不是风动，也不是旗动，而是你们的心动。惠能的"心动说"，可谓一语破的，道出了世间生命躁动的本源。大家知道，中医学的哲学基础便是儒道释，惠能"心动说"在中医治疗上的运用，在张仲景的《金匮要略》之中也有体现。下边，我们举例来说明。

　　《金匮要略·血痹虚劳病脉证并治第六》节中第 8 条有云：

夫失精家，少腹弦急，阴头寒，目眩，发落，脉极虚芤迟，为清谷、亡血、失精。脉得诸芤动微紧，男子失精，女子梦交，桂枝加龙骨牡蛎汤主之。

这一节若细分，可以分三层意思来讲。

第一层是谈男子失精家的临床症状及脉象。男子失精家，即经常遗精的人，他的临床症状有四：一是少腹弦急，即少腹部拘急得厉害；二是阴头寒；三是目眩或者是目眶痛；四是发落。

第二层是谈男子失精家的脉象。男子失精家的脉象是，脉极虚芤迟。

第三层是谈男子失精家与女子梦交的独有脉象。本层意思，是在第二层谈男子失精家脉象的基础上，重点指出失精家与女子梦交独有的脉象。因为，上边谈了男子失精家的脉象是，脉极虚芤迟。然而，这一脉象，仲景也在论述中说了，这一种脉象可提示三类病证，即清谷、亡血和失精。那么，怎样来区分三者呢？仲景在本层表述中，特特指出来，失精家独有之脉象即，"脉得诸芤动微紧"。这一脉象的独特之处，胡希恕先生解之曰，是在于"动"。此处的"动"，就体现了禅宗思想在中医治疗学上的运用。

那么，什么是动脉？王叔和说，是在关上如豆摇摇。胡希恕先生说："不一定在关上，它不定在哪儿，这在临床也看得出来，下头动，脉就是在关下，胸动准在关上。"我们看仲景给出的方子：

桂枝加龙骨牡蛎汤方
桂枝　芍药　生姜各三两　甘草二两　大枣十二枚　龙骨　牡蛎各三两
上七味，以水七升，煮取三升，分温三服。

可见，治失精的方子为桂枝汤加龙骨牡蛎。一个男人经常遗精，女子梦交，一般的思路可能是认为此男子肾虚，要补。肾失管约，要固涩，然而仲景却是，虽见"风幡动"，认准皆为"心动"，不去管这种"动脉"是在关上，或是在关下，一律治之以心，用桂枝汤调和阴阳，以龙骨、牡蛎镇心神，使心宁定，则病可除矣。这一治疗思路，是值得我们后学者深入研究并学习的。

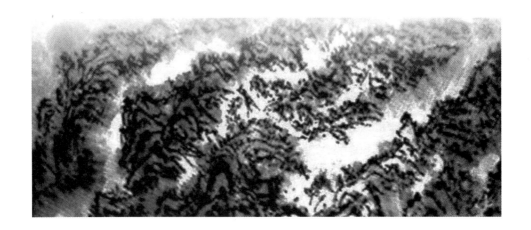

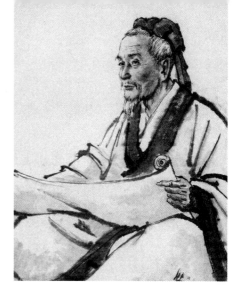

# 从《喜迁莺·晋师胜淝上》，谈仲景方之妙

宋代李纲曾有一词《喜迁莺·晋师胜淝上》。这是一首讴赞淝水之战，东晋师以少胜多战胜前秦的词作。东晋为何能以少胜多？其中根源便是，晋师主帅谢安知己知彼，善于调兵遣将也。一场战争的胜败，不是取决于将多兵广，人多势众，而在于掌握敌情，以优势兵力，克敌制胜。一个医家，面对病证，也并非用药繁众，动辄十几二十味药齐上，而是要辨证清楚，对证用药。仲景遣药组方，亦多如此！

宋代李纲曾有一词《喜迁莺·晋师胜淝上》，其词曰：

> 长江千里。限南北，雪浪云涛无际。
>
> 天险难逾，人谋克庄，索虏岂能吞噬。
>
> 阿坚百万南牧，倏忽长驱吾地。
>
> 破强敌，在谢公处画，从容颐指。奇伟。
>
> 淝水上，八千戈甲，结阵当蛇豕。
>
> 鞭弭周旋，旌旗麾动，坐却北军风靡。
>
> 夜闻数声鸣鹤，尽道王师将至。

延晋祚，庇烝民，周雅何曾专美。

　　这是一首讴赞淝水之战，东晋师以少胜多战胜前秦的词作。词作的精彩部分，笔者认为当属下片"淝水上，八千戈甲，结阵当蛇豕。鞭弭周旋，旌旗麾动，坐却北军风靡。夜闻数声鸣鹤，尽道王师将至。"这几句描写了东晋军八千骁勇，以少胜多的英勇战事。现在咱们要透过词作深思一下的是，谢安为何仅以区区数千人马就能破百万之众？其中根源，结合淝水之战的历史背景，我们不难得出结论，那便是，晋师主帅谢安知己知彼，善于调兵遣将也。

　　一场战争的胜败，不是取决于将多兵广，人多势众，而在于掌握敌情，以优势兵力，克敌制胜。一个医家，面对病证，也并非用药繁众，动辄十几二十味药齐上，而是要辨证清楚，对证用药。笔者曾有一言道："经方之妙，在用药简约也。"不信吗？你去看仲景开方，药味也就三四味者居多，然而却是效如桴鼓！下边，我们还是举例言明。《金匮要略·血痹虚劳病脉证并治第六》里第 13 有云：

　　虚劳里急，悸，衄，腹中痛，梦失精，四肢酸疼，手足烦热，咽干口燥，小建中汤主之。
　　小建中汤方
　　桂枝三两，去皮　甘草三两，炙　大枣十二枚　芍药六两　生姜三两　胶饴一升
　　上六味，以水七升，煮取三升，去滓，内胶饴，更上微火消解，温服一升，日三服。呕家不可用建中汤，以甜故也。

　　大家来看这个病人，可谓上下皆有病，内外都不舒服。
　　当然，这里我们是将上述条文之中的所有病症归到一个病人身上，来形象地说明罢了。你看他，梦失精，里急，腹中痛，心悸，流鼻血，还四肢酸痛，手足烦热，咽干口燥，这么多症状，我们是否每一处症状都应用

上相对应的治疗药物呢?

当下一些医生开方子，一张处方要写得满满的尽是药名，若以打仗来喻，这位医者可真是当代付坚，认为"兵多将众"就能战败对方了。然而，咱们来看仲景开方，小建中汤主之，再看小建中汤用药，也无非是桂枝汤加饴糖，六味药足矣。为什么会这样? 因为仲景辨证清楚。此为虚劳，对证用药，以桂枝汤和阴阳，以饴糖调补脾胃中气，中气足，则全身之气都得补充，病也就好了。但不容我们忽视的是，这方子中饴糖的量是很大的，一升，芍药也是加倍用了六两，约为当下 90 克，这，就是经方的要妙之处，用药简约，药量顶足也!

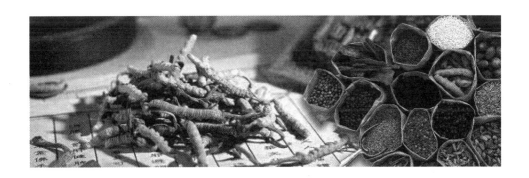

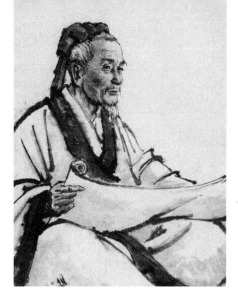

# 由刘琨诗，谈大黄䗪虫丸方

西晋诗人刘琨《重赠卢谌》有云："何意百炼刚，化为绕指柔。"意思是怎么也没想到百炼成钢（的宝剑），化成了绕指之柔状。现在，我们用此诗句多形容铁血柔情之类的人物，只是今天我们要谈经方，也就是说《金匮要略》之中有这样"勇猛而柔情"的方子吗？当然有！且来看——

西晋诗人刘琨在《重赠卢谌》这首诗中，有"何意百炼刚，化为绕指柔"的诗句。

这句诗的字面意思为，怎么也没想到百炼成钢（的宝剑），化成了绕指之柔状。现在，我们用此诗句多形容铁血柔情之类的人物，只是今天我们要谈经方，也就是说，《金匮要略》之中有这样"勇猛而柔情"的方子吗？

中华医理，也通诗理。既然汉诗中有人作这样的诗句，汉方之中想必也是会有这"何意百炼刚，化为绕指柔"的方子的。不信么？且来看《金匮要略·血痹虚劳病脉证并治第六》中第 18 条：

五劳虚极羸瘦，腹满，不能饮食，食伤、忧伤、饮伤、房事伤、饥伤、劳伤、经络营卫气伤，内有干血，肌肤甲错，两目黯黑。缓中补虚，大黄䗪虫丸主之。

我们还是先分析一下本条之所论治。以上这条，论述的是，虚劳加瘀血的证治。五劳是指心、肝、脾、肺、肾五脏之劳。五脏虚于内，羸瘦形于外。脾气虚损，不能运化，致腹满；胃气虚，则不能饮食。饮食房室七情所伤，使经络营卫气伤，气血运行不畅，致血瘀，形成体内干血，气血不荣肌肤，使肌肤甲错；气血不能荣目，致两目黯黑。以上诸症，该如何治疗呢？仲景给出方子：

大黄䗪虫丸方

大黄十分，蒸　黄芩二两　甘草三两　桃仁一升　杏仁一升　芍药四两　干地黄十两　干漆一两　虻虫一升　水蛭百枚　蛴螬一升　䗪虫半升

乍一眼看到这个方药，我们也许会暗暗吃惊，为什么？一是该方用了大黄这味泻热将军；二是还用了诸多虫药以破血瘀；三还加入了桃仁、芍药活血之药。其用药之峻猛可谓非同一般。这么一个虚劳之证，却用如此虎狼之药，仲景先师这"葫芦里卖的是啥药"？怀着这个疑问，我们禁不得要往下看：

上十二味，末之，炼蜜和丸小豆大，酒饮服五丸，日三服。

这十二味药，研成细末，炼蜜和丸成小豆一样大小，以酒饮服，一次五粒，其量之小，也断非常见。看罢其制法与用量，我们方才明白，这是一个峻药缓投之方。药物之猛，猛到初一眼有百炼钢刀的程度，而其剂型用丸，丸者缓也，其剂量也甚微，一次只服小豆大小一样的丸子五粒，其药效当然就会猛而不峻，渐消缓散了，这般用其缠绵之效真是有一点"绕指柔"的意思了。

总之，大黄䗪虫丸方之用药与其制剂并服法，我们真是可以借刘琨诗"何意百炼刚，化为绕指柔"来形容了。

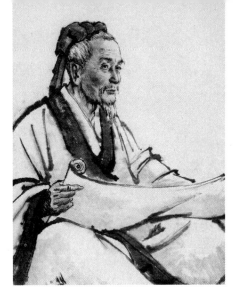

# 由王维诗句，谈仲景论肺痿之形成

王维有诗句："行到水穷处，坐看云起时。"仲景论肺痿之病机，可谓与这句诗有异曲同工之妙哉！且来看——

王维有诗《终南别业》，其中有名句曰：

行到水穷处，坐看云起时。

对这一诗句的解读，读者可谓仁智各见。但笔者以为其直观的解释当为，水流到穷尽处，化成一片云升腾起来。此种理解，便有一点中医的思维在里边了。大家知道，中医认为：水者阴也，气者阳也，云为气，为阳，阴虚则内热，阳热可熏蒸上焦也。

《金匮要略》中有一条，即仲景论肺痿之形成，其机理可谓与以上这一诗句有异曲同工之妙。下边，我们就引来该条，以作说明。

《金匮要略·肺痿肺痈咳嗽上气病脉证治第七》第1条云：

问曰：热在上焦者，因咳为肺痿。肺痿之病，从何得之？师曰：或从汗出，或从呕吐，或从消渴，小便利数，或从便难，又被快药下利，重亡津液，故得之。

曰：寸口脉数，其人咳，口中反有浊唾涎沫者何？师曰：为肺痿之病。若口中辟辟燥，咳即胸中隐隐痛，脉反滑数，此为肺痈，咳唾脓血。

脉数虚者为肺痿，数实者为肺痈。


仲景在此，采用一问一答的方式，主要论述了肺痿之病因病机。纵观此条，肺痿一证原是由热在上焦，因咳而起。可见，这个肺痿证的病因，是热。那么，这个"热"，是怎样形成的呢？

仲景在"师曰"这一段中有交代："或从汗出，或从呕吐，或从消渴，小便利数，或从便难，又被快药下利，重亡津液，故得之。"也就是说，一个人或出汗过多，或呕吐不止，或消渴、小便频数，或者是因为大便困难，有医生开出泻下快药，比如巴豆等，喝过之后下利了，以上这些都"重亡津液"，也就是使体内津液严重丧失，津液当然是阴性物质，这种阴性的物质，随着出汗、大小便、呕吐，流失到很重的地步，用王维诗句来形容，就是"行到水穷处"了，那会导致什么结果呢？

"坐看云起时"，内热起来了，阴虚火旺，热蒸腾上焦，熏蒸到肺，"故得之"，就得肺痿这种病了。

所以这种"热"是虚热，是体内津液流失过多，内里"虚"了，造成的热。这种"热"，升腾于上焦，肺居上焦，影响到肺，使肺的宣降功能受到损伤，其人便"咳"。因为有热，他的脉自然是数的。这时候，胃里边的津液经脾的运化上输到肺，肺本来有输布津液的功能，现在肺受热损，津液到肺不能输布周身，为热熏灼，就变成病理产物——浊唾涎沫了。

下边我们再总结一下。肺痿此证的主要症状就是，热，咳，脉数，并口吐浊唾涎沫。它的病因病机，经过上边的学习分析，我们不妨可以用王维的那一句诗来概括，就是"行到水穷处，坐看云起时"，由于出汗、大小便、呕吐等，使体内津液流失严重，"行到水穷处"，必然会引起虚热上腾，"坐看云起时"，虚热腾于上焦，影响到肺，从而使肺的功能受到伤害，致其人"咳"，从胃来的津液又不能很好地输布，导致口吐"浊唾涎沫"也。

经过上边王维诗句与仲景论肺痿病因病机的对比学习，我们不难发现，中华医道与诗词之间，有着一脉相承的共同根系，那就是阴阳之观念及其相互之关系也。

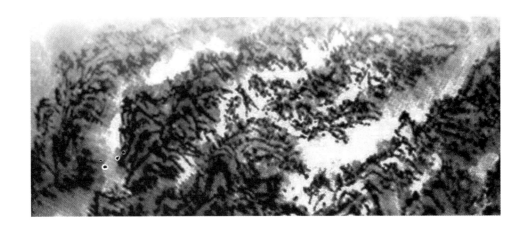

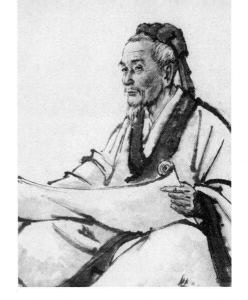

# 从禅宗修行三境，谈仲景论肺痈之形成

禅宗修度，可分为三个境界；仲景论述肺痈亦分三个步骤，大家且来看——

大家知道，禅宗讲究顿悟成佛，然其自修自度之过程，可分为三个境界，那便是：

第一境："落叶满空山，何处寻芳迹。"这一境强调一个"寻"字，世相纷扰，何处寻佛。

第二境："空山无人，水流花开。"这一境着意一个"无"字，放下执我执法，便得解脱。

第三境："万古长空，一朝风月。"这一境则是堪破时空，天人合一。

这三个境界，实际上是讲述了一个禅者在修行成佛之时，所要经历的三个阶段。

其实，"三"这个概念不止用于禅修，王国维治学也讲究"三"境：第一境"独上高楼，望断天涯路"；第二境"为伊消得人憔悴，衣带渐宽终不悔"；第三境"蓦然回首，那人却在灯火阑珊处"。

中国道学也讲："道生一，一生二，二生三。"

一为天，二为地，三为人。天地人三才，组成一个既定的空间体系。到第四个数的出现，即为"三生四象"，四象也就是四季，开始讲一定空间内的时间更替了。因此"三"在道学上是一个既定空间的极限，突破这个极限即进入另一番天地，也即到了另一个空间了。

中国民间讲"事不过三"，也就是说干什么事情，可以连续干三次，超过三次就会讨人嫌，发生质变了。儒学上讲人生修炼与理想的人生状态，其实也是隐含着这个"三"的概念，只不过是"三"的倍数，六个层次，即"意诚，心正，身修，家齐，国治，天下平"。

易经八卦，每一个卦即为三爻组成。

凡此种种，"三"在中国传统文化上是一个具有表述事物发展进程或层次的特定概念，也可以这样说，在中国人看来，一切事物的发生发展变化，大凡皆可以"三"来标注其阶段。

中医作为中华传统文化的一部分，其中自然不乏也有"三"这个概念的运用，比如仲景先师的三阴三阳六经辨证等，可谓是"三"这个概念的大范围运用了，具体到一些病证的病因病机论述上，仲景先师也有意识无意识地从"三"入手。下边，我们举例来说明之。

《金匮要略·肺痿肺痈咳嗽上气病脉证治第七》第 2 条：

问曰：病咳逆，脉之何以知此为肺痈？当有脓血，吐之则死，其脉何类？师曰：寸口脉微而数，微则为风，数则为热；微则汗出，数则恶寒。风中于卫，呼气不入；热过于营，吸而不出。风伤皮毛，热伤血脉。风舍于肺，其人则咳，口干喘满，咽燥不渴，多唾浊沫，时时振寒。热之所过，血为之凝滞，蓄结痈脓，吐如米粥。始萌可救，脓成则死。

诸君知道，此条是仲景论述肺痈形成之病因以及其病理变化的。本段，还是采用学生问、老师答的形式来说明的。这一天，学生问老师，一个病人他咳嗽气逆，可不知为什么就发展成为肺痈，最后吐脓血而死，这是怎么回事？我应该如何来诊断呢？下边，就是老师的解答。老师的解答，是先从脉象上来说的，切脉是最重要的中医诊断术，可是现在的中医师竟不会切脉，也不去切病人的脉。仅是凭西医的诊断书来开处方，其结果可想而知。古代的医师却不这样，他们要切脉。本段描写中的老师回答学生道：（你）要先切他的脉啊，切寸口脉，也就是去摸他的桡骨动脉，他的脉象应该是微而数。然后，这位老师开始对他的学生讲，脉微而数的脉象具体说明与代表什么情况，即"微则为风，数则为热；微则汗出，数则恶寒"。第一个分句，是道明病因；第二个分句，是道明症状。其实，这位学生一定是先看到了病人汗出，也问到了病人有恶寒之症，老师之所以将症状放后边说，是为强调这两个症状形成之原因，即病因。学生在之前提问的时候，就说了这个病人有咳逆，也就是有点类似于现在感冒的症状，老师现在给他说，你还要摸他的脉，他的脉微而数。这个微啊是因为，他中风了；太阳中风，脉浮而缓，浮缓得重了，就显得脉微；他的脉不但微还数，跳得快，这是因为他体内有热，数则为热嘛。如此一句话，就道出了这个病人患病的原因，就是中风啦，没有及时治疗，风邪入里化热。因此，此时，他还汗出，恶寒。

这本是一个太阳中风之证，因为没得到及时治疗，病情发展变化了。下边，老师就分三步谈到这个病发展演变，最后致死的过程。

第一步，"风中于卫，呼气不入"。

卫，是指体表。风邪伤及体表，表郁而内气不排，气就会往上涌，人就表现为只能呼气而不能够吸气了。也就是说，此时，人呼气可以，吸气就显得困难，不适了。这是肺痈形成之第一境，也可以叫第一个阶段。

第二步，"风舍于肺，其人则咳，口干喘满，咽燥不渴，多唾浊沫，时时振寒"。

风邪袭表，不得及时诊治，风邪就会入里，冲破"卫"这一层面，到了肺上。为何独独到肺上？这是因为肺司体表，肺居上焦，是人体由外及里的第一道"关隘"。风邪到肺上，开始并不会伤及肺本身，而是损其功能，肺之功能是司开合，管津液输布等，现在肺的功能受到了轻微的损伤，司开合功能受损，故其人咳而喘满。因为，此时风邪已经入里了，入里必化

71

热，病人有热，故显得口干、咽燥，但他不渴。不渴，提示胃中没热，肺输布津液的功能还没伤得很重，只是有所损伤，津液有一部分不能很好输布，留在肺中。这部分留在肺中的津液受到热煎，就会变成浊沫。为什么会"时时振寒"？一个原因是他本来是中风，中风就恶寒；二是因为风邪已入肺上，得不到及时诊治，病情进一步发展，即将伤及血脉，脓血将成所造成的。此为肺痈形成之第二境，即风邪舍于肺。

第三步，"热过于营，吸而不出。热之所过，血为之凝滞，蓄结痈脓，吐如米粥。始萌可救，脓成则死"。

风邪入里，舍肺，伤及肺的功能，如果此时还得不到有效诊治，病情就会进一步发展，即入里之病邪，伤到肺中之血脉了，更往里进了，伤到了营。营，指代脉内。伤到脉中之荣血，伤到血了，血就会凝滞，蓄结成痈脓，如果脓血刚刚出现，还可以救治，但是若到了吐如米粥的地步，预后就不良，古人认为这是死证。这是肺痈发展之第三境，即热伤于营，病人口吐脓血。

经过上边的分析，我们不难看出，仲景在此也是以"三"这个事物发生、发展变化的基本概念来分析解构肺痈之形成演变的。中国民间所谓"事不过三"，在医学之中，即一个病其病情发展不得超出"三"这个极限之所控，超迈出去，就是突破极限，即是死，到了另一时空里去了。

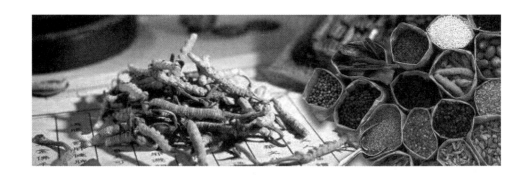

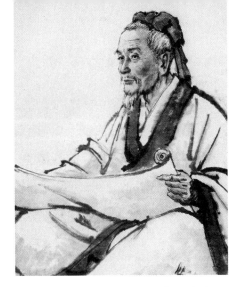

# 从冯氏俚言谈肺病兼证

冯梦龙《醒世恒言》里有一句俚言，"屋漏偏逢连夜雨，船迟又遇打头风"，道的是倒霉坏事一桩接一桩，人不堪重负之意。人若患上一种疾病之时，再染上别一种疾患，对病人与医者来言都是十分头疼的一件事呢，医圣张仲景也曾经历过这种情况。下边，我们举例说明——

冯梦龙的《醒世恒言》里有一句俚言，"屋漏偏逢连夜雨，船迟又遇打头风"，道的是倒霉坏事一桩接一桩，人不堪重负之意。人若患上一种疾病之同时，再染上别一种疾患，对病人与医者来言都是十分头疼的一件事呢，医圣张仲景也曾经验过无数这种情况，无论是在《伤寒论》中，还是在《金匮要略》中，我们都能学习到仲景先师教给我们遇到此类情形的辨证施治之方略，然而有些疾病无论是当年或是眼下，都属难治与不治之列，凡遇此种情况，仲景先师就告诉我们此病为"不治"，让后世医家或病人有些许的心理准备。比如《金匮要略》中如下一条。

《金匮要略·肺痿肺痈咳嗽上气病脉证治第七》第3条有云：

上气，面浮肿，肩息，其脉浮大不治，又加利尤甚。

这是一个邪盛正虚之肺病兼证。此人有上气作喘的肺病，还内有水饮并兼下利，这种病攻伐失当，十分难治。为什么呢？因为攻伐唯恐伤其正，滋补又怕助其邪，攻补两难，无从着手也。不是吗？我们试来分析之。

"上气"，提示我们此患者因感受外邪，风寒闭表，表闭肺气不得外达，故作喘。这里用"上气"，是说明此患者喘得厉害，只能上气，即呼气易，吸气难。困难到什么程度？"肩息"！何谓"肩息"？大家知道，一呼一吸为一息，呼吸的时候肩头摇晃颠摇，形容病人呼吸相当困难痛苦的样子。

"面浮肿"，提示病人内有水饮。人体阳气虚，气不制水，内有停水外有浮肿。正气虚到什么程度？切切脉吧，"脉浮大"，大则病进，浮则邪气鼓动所致，提示邪气盛。

诸君你们来看这个病人，只能呼气，吸气十分困难，每呼吸一次都要肩头摇摆，并且内有停水，面部浮肿，脉象浮大，这是典型的邪盛正虚之象。这种病以上我们说了，是攻补失当，左右为难的，另外若这个病人再加上"下利"，拉肚子，胃气大败，那就真是"屋漏偏逢连夜雨，船迟又遇打头风"，十分之不幸了。

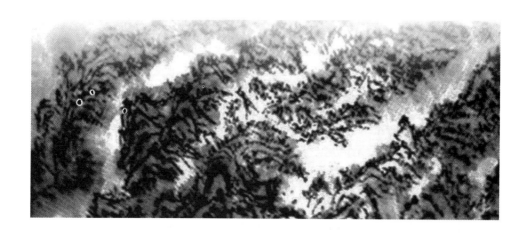

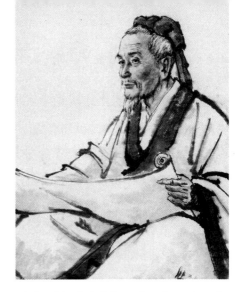

# 从朱熹《观书有感》，谈仲景论治冷肺痿

宋代朱熹有诗一首曰《观书有感》。这诗的寓意是，万事成败，皆要从根本查找原因。自然，仲景师看病也早是如此。

宋代朱熹曾有一首诗《观书有感》，其诗曰：

半亩方塘一鉴开，

天光云影共徘徊。

问渠那得清如许？

为有源头活水来。

这首诗的大意是，半亩池塘里的水清澈如一面新拭的镜子，天光与云影都在其中倒影徘徊，若问这水为什么这么清呢？原来是源头有活水来。这诗的寓意是告诉人们，万事之成败，皆要从根本查找原因。读书是如此，医家看病也是如此。如一个健康的人，精气神倍足，若我们要深问一句——他为何会这样健康呢？答案肯定会各个不同，然而深究其根本原因，那也便是"为有源头活水来"了。人之气血的源头在哪呢？当然是脾胃了。

饮食入口到胃中消化才能化生气血嘛。若胃口不好，久而久之，人就会得病的。反之，一些疾病的治疗，我们是否也要于胃气处留心并时时顾护之呢？当然，这是应该的。诸君知道，仲景先师就是一个时时顾护胃气的医家，非但如此，对于一些气血上的疾病，仲景先师在其诊断与施治上有时因为有"顾护胃气"之理念而有"神来之笔"。比如在论治冷肺痿时，仲景先师就不于肺处留连而寻其肺气不利的"源头"即胃气，而独辟蹊径，开出一首理中焦胃气之方，以使肺上的病得以化解。这一招，不可谓不妙，以致后世医家在解释这一方法中，因为摸不着仲景之思路，而众说纷纭，莫衷一是！为了很好地说明之，我们还是先引来此条。《金匮要略·肺痿肺痈咳嗽上气病脉证治第七》第5条，有云：

肺痿吐涎沫而不咳者，其人不渴，必遗尿，小便数。所以然者，以上虚不能制下故也。此为肺中冷，必眩，多涎唾，甘草干姜汤以温之。

甘草干姜汤方

甘草四两，炙　干姜二两，炮

上㕮咀，以水三升，煮取一升五合，去滓，分温再服。

以上这一条所论治的疾病，即后世医家所谓之"冷肺痿"也。这个病人，他是肺痿然，而只吐涎沫而不咳。大家知道，肺上的病，一般为气病，气不利，或喘或咳，这是应有之症，然而这个病人他不咳，只是口吐涎沫。口吐涎沫，这是肺痿之一主症。肺叶痿弱不力，输布津液功能下降，才可口吐涎沫的嘛，因此这个口吐涎沫应是肺上的病，仲景先师也在前头提到这就是一个肺痿的病人，只是这个肺痿有些别异，就是他不咳。按理说，肺叶痿弱无力，肺气不利，呼吸失约，当有喘咳，而此病人他却是不咳。这是为什么？这又用上咱们的中医思维了。中医思维，即中华文化的理念——"冷则静，热则燥"嘛。你去看大冷天的湖水，都结冰了，安安静静的。大热天呢？烧一壶水，你只要加热，它就开始动，"滋滋"有声，冒着热气。为什么会这样？冷则静，热则燥也。肺病也是这样，寒邪之气裹着，它当然会出现不燥烈的一面，即不咳不喘。邪气都用来推动肺中之津液外溢去了，即出现口吐涎沫，它就表现得"冷静"。然后，我们往下看其他症状，"其人不渴，必遗尿，小便数"。不渴，是因为肺气不利，输布津液功能下降，输布功能是双向的，现在体现出的是胃中之水，"泵"不上来，水不运化，只待在胃中，那他就不渴了。当然下焦之可重复利有的水，即膀胱之中那些可再重复利用之水也"泵"不上来，那这个病人就遗尿、多尿了。仲景先师在下文提到其中之病因"以上虚不能制下故也"，是因为上边阳气虚不能制下焦水之故也。接着仲景又告诉我们"此为肺中冷"，也就是肺中虚寒，阳气不足，阳气不能充养头目，就会必头眩；肺气不足，则多涎唾也。总之，这个病就是个因虚寒而导致的肺痿之证，也是后世医家之所谓"冷肺痿"。那么，怎么治之？

按惯常思维来说，肺上的病，当然要寻治肺的药物了，然而此处，仲景先师给方"甘草干姜汤"。甘草干姜汤原就是半个理中汤，是理中焦之气，温中补虚之方子，怎么能治冷肺痿呢，这是什么道理？"为有源头活水来"也！

中华文化一理也。朱老夫子告诉我们，若一个人不迂腐，思想光明清澈，就要从源头抓起，不断多读书，多补充知识营养；现在仲景先师也在此告诉我们，如想治疗肺气不利，肺的阳气不足之病证，也是可以从源头抓起，人体一切气血之源头，便是中焦。此时，肺中阳气不足，致人口吐涎沫、头眩、小便数、遗尿，那疗治其最好的法子便是，温理中焦之气，培土生金，使人体阳气充足，激活肺气！只有弄懂了这一理念，我们才可以很好地解读仲景经方之奥义，并能在临床上很灵活地运用之。

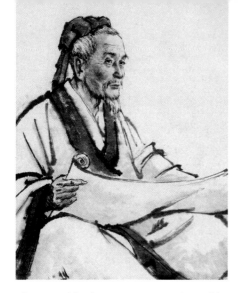

# 读《菜根谭》，悟仲景遣药组方之玄机

《菜根谭》有云："饮酒莫教成酩酊，看花慎勿至离披。"此语说的是为人处事须张弛有度，收放自如，如此方得周全。这一句，虽然讲的是处世之道，然其中之哲思妙理用于医家遣药组方，也不无确当。

明人洪应明的《菜根谭》有云："饮酒莫教成酩酊，看花慎勿至离披。"此语说的是中国人为人处事之方式方法，也即守着中庸之道，切忌一意孤行，须要张弛有度，收放自如，如此方得完全。这一句，虽然讲的是处世之道，然其中之哲思妙理用于医家遣药组方上也不无确当。

大家都知道经方之效，那是效如桴鼓，应之有声，一剂便知的疗效，因此我们在论仲景用药时曾谈起过其遣药组方有霹雳雷霆之手段，然我们也曾论及过仲景治病之原则是处处顾护人之胃气，保正气，以免在医治过程中伤及人体之正气。这种保胃气的治疗原则，使仲景在遣药组方时，可以说是赔尽了小心，简直是处心积虑，其用药之法，就颇显得张弛有度，收放自如，治养并举了。

下边我们就结合《金匮要略·肺痿肺痈咳嗽上气病脉证治第七》中的有关条文来具体谈一下仲景的这一用药组方之玄机。

我们还是先看《金匮要略·肺痿肺痈咳嗽上气病脉证治第七》第6条
原文：

咳而上气，喉中水鸡声，射干麻黄汤主之。

射干麻黄汤方

射干十三枚　麻黄四两　生姜四两　细辛三两　紫菀三两　款冬花三
两　五味子半升　大枣七枚　半夏大者八枚，洗

上九味，以水一斗二升，先煮麻黄两沸，去上沫，内诸药，煮取三升，
分温三服。


明眼人一眼便可看出，此条讲的是外有表寒，内有水饮的证治。因为
这个病人咳嗽上气，说明肺气被外寒所束，肺气不宣；喉中有类似于青蛙
的叫声，也即有因痰阻气机呼吸不畅导致的声音，提示其内有痰饮。怎么
治？当然是散其表寒，止其咳喘，消降其痰逆。本着这一思路，我们来看
仲景给方，射干麻黄汤，再细认其药物组成，我们不难发现其选用之主药，
也正是围绕上边我们在分析其病机后提到的治法而来的。难道不是吗？下
边，我们针对其主症给其用药分一分类，如下：

第一组用药，麻黄加细辛。其功用为温经散寒，开宣肺气。

第二组用药，紫菀加款冬花。其功用是止其喘咳。

第三组用药，半夏加生姜。其功用是降逆，祛寒饮。

以上三组药，共六种，便是针对其主要症状来用药的，即你有啥病，
我给针对其症的药，可谓药症相对，子矛我盾，兵来将挡，水来土掩，治
之有效的。然而，细心的人当然也会发现，仲景在此方中虽然是用足了以
上三组六种药，但还用有三味药，它们分别是五味子、大枣与射干。这是
为何呢？我们先来分析这三味药的味性功用：五味子是收敛肺气的；大枣
味甜；射干性微寒，也利咽喉，通气道。然后我们再将这三味药与以上三
组药搭配起来看，便是如下所示：

第一组用药，麻黄加细辛。其功用为温经散寒，开宣肺气。麻黄、细

辛开宣肺气，方中配五味子，以收敛其肺气，使肺气不易过于宣发。

第二组用药，紫菀加款冬花。其功用是止其喘咳。紫菀与款冬花，味一苦一辛，方中配上大枣，调其味。

第三组用药是，半夏加生姜。其功用是降逆，祛寒饮。半夏、生姜降逆，性热温，配射干利咽喉，通气道，同时射干性微寒，以调其温热之性。

如此一对照，我们便会惊喜地发现，张仲景在遣药组方时真可谓是张弛有度，收放自如，治养并举。这一思路，不正是应了明人洪应明《菜根谭》里"饮酒莫教成酩酊，看花慎勿至离披"的哲思妙理了吗。

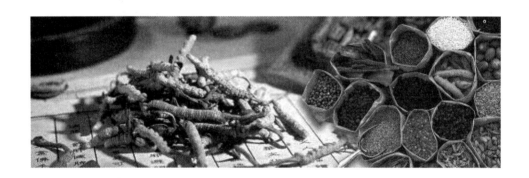

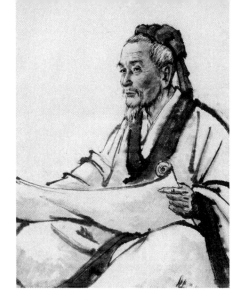

# 由吴莱诗句，论仲景之皂荚丸的制法

元代诗人吴莱有诗云："小榻琴心展，长缨剑胆舒。"其中意思便是为人处事应要刚柔相济，不可拘泥一执，失之偏颇。为人处事如此，制配良药，何尝不是如此？！且听笔者道来——

元代诗人吴莱《岁晚恍然有怀》中有云："小榻琴心展，长缨剑胆舒"。这一句诗，便是当下成语"剑胆琴心"的由来，其中意思一目了然，那便是为人处事要刚柔相济，不可拘泥一执，失之偏颇。《三国演义》也曾有一句话，"凡为将者，当以刚柔相济，不可徒恃其勇"，说的也是这个意思。二者都告诉我们：人行世间，过刚不行，那是勇夫；过柔也不中，这是愚汉。只有刚柔相济，才处得圆融无碍。

为人处事如此，制配良药，何尝不是如此？！为了说明这剑胆琴心、刚柔相济之理念在中医学上的应用，我们还是举例来言明。在此，我们还是来读《金匮要略》，其中《肺痿肺痈咳嗽上气病脉证治第七》篇中有条文曰：

咳逆上气，时时吐浊，但坐不得眠，皂荚丸主之。

皂荚丸方

皂荚八两，刮去皮，用酥炙

上一味，末之，蜜丸梧子大，以枣膏和汤服三丸，日三夜一服。

这是一条论治痰浊咳喘的条文。这个病人，痰多，且痰浊黏稠，吐之不尽，因为大量痰浊壅肺，病人只能坐着不敢躺下身来休息。这是因为一旦躺下来，稠痰上涌阻碍肺气，呼吸便困难。总之这是一个急需要涤拔痰浊的病证，如不及时祛痰涤浊的话，会因呼吸不畅带来严重后果。那怎么治？且来看仲景给方——皂荚丸。

皂荚，这一味药拔痰去浊的力量在中药中是最强大的，其涤荡痰饮、攻下水浊之功用可谓勇猛无比。仲景在此选用之，对于这个痰浊壅肺的疾患可谓用之得当。同时，皂荚这味药也是很燥的一味药，其刚燥之性势必会对脾胃有所伤害，这又怎么办呢？我们来学习仲景的配制之法：

皂荚八两，刮去皮，用酥炙

上一味，末之，蜜丸梧子大，以枣膏和汤服三丸。

皂荚丸的配制之法，总的看来，有两方面的考虑：一是重用皂荚之燥性，拔痰涤浊；二是又注意和胃补脾。也就是说，为了体现皂荚之拔痰涤浊的燥性，仲景用酥油炙之，更促其性；与此同时，仲景又以蜜丸之，并提醒患者用枣膏和汤服用。这是为什么呢？"凡为将者，当以刚柔相济，不可徒恃其勇"也！大家知道，蜜者甜也，甜味便能调和中焦，生津而补益脾胃，大枣也能安胃补脾。如此制法，便使得这皂荚丸方，既有利剑之刚猛，又得琴瑟之柔缓，真可谓"剑胆琴心"之良药也！

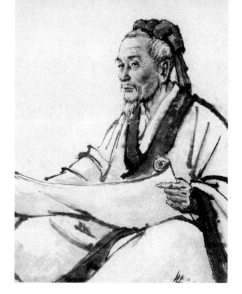

# 从冯氏智言，谈仲景遣药组方之妙

前边有高山阻路，后边有洪水追迫，处此繁难之地，一定要有周全考虑，以出人料想之方法，达到实效。医圣治病，也多是如此。

冯梦龙的《智囊全集·迎刃》卷有言，"危峦前厄，洪波后沸，人皆棘手，我独掉臂。动于万全，出于不意，游刃有余"，其意大概就是讲，前边有高山阻路，后边有洪水追迫，处此繁难之地，一定要有周全考虑，以出人料想之方法，达到实效。

医圣治病，也多是如此。读过《伤寒论》的朋友不会不知道仲景在治疗一个不汗出又病程绵延日久、正气虚的伤寒病人时所采用的方法吧。不汗出？当然应发其汗以祛寒邪，然而这个病人又因病程挺得时间长，正气有所损失，发汗就伤其正气；如果单考虑他正气虚又得外感病，祛外邪之法，那理应用桂枝汤解其邪，然而这个病人又不出汗，桂枝汤是治疗汗出之中风证的。

这种情境，就如是"危峦前厄，洪波后沸"，用麻黄汤发汗不得，用桂枝汤补正气不得，进退失宜，左右为难。

怎么办？"动于万全，出于不意"，仲景周全考虑之下，既然不能用纯发汗的麻黄汤，也不能用补营阴外越的桂枝汤，但病人的确又是外来风寒所感，且正气虚处，就用麻黄汤与桂枝汤合方，即"麻黄桂枝各半汤"这首小汗方，外祛不汗出的表邪，内补营阴，以达到治疗实效！

其实这种"动于万全，出于不意"的遣药组方之法，在仲景这里，可谓是比比皆是。

下边，我们就此想再次说明。通过学习《伤寒论》，诸君想必已经了解到，当我们遇到一个外有表邪、内里郁热的病人，治当以大青龙汤，外解表邪，内祛郁热；当遇到一个外有表邪、内有水饮的病人，治当以小青龙汤，外解表邪，内祛水饮。但是如果我们今天遇到一个外有表邪、内有水饮兼有里热且诸症皆没有大、小青龙汤严重的病人，我们该怎么办呢？

此时，也许有朋友会依前边小汗法的思路，病人不汗出解表邪当用麻黄汤，病人正气虚解表邪治用桂枝汤，病人不汗出且正气虚治用麻黄桂枝汤合方。因此，病人外有表邪、内有郁热治用大青龙，外有表邪、内有水饮治用小青龙，那么现在病人外有表邪、里有水饮兼有郁热且诸证皆不太重，若依前法，那想必诸君会答曰，用大、小青龙汤之合方吗？

是不是这样呢？我们先权且这样疗治。既然攻之用大、小青龙汤合方，我们还是要看一看大、小青龙汤都有哪此药物组成的吧。

大青龙汤的药物组成：麻黄、桂枝、杏仁、甘草、生石膏、生姜、大枣。

小青龙汤的药物组成：麻黄、芍药、细辛、炙甘草、干姜、桂枝、五味子、半夏。

现在我们要开一首大小青龙汤合方的方子，结合上边大小青龙汤之药，理应择用的药物为麻黄、桂枝、杏仁、甘草、石膏、生姜、大枣、芍药、细辛、五味子、半夏。假如我们合成了这首处方，下边试来分析一下这个方子的方义：这个方子内含有麻黄汤加桂枝汤加石膏、细辛、五味子、半夏。按理说，麻桂合方是祛表邪的，石膏是除内热的，细辛、五味子、半夏是消内饮的。方子用药固然能说得通，但是我们细究一下，就会发现这里边用药是有问题的。因为，病人里是有热的，而桂枝是热的；病人内有水饮，而芍药是敛阴的，甘草、大枣这两味是甜缓药。显然用这四味药不妥，作为一般医生的我们，也许就去掉这四味药了事！

且慢，我们还是要看一看仲景先师针对此证所开之药方吧。

在《金匮要略·肺痿肺痈咳嗽上气病脉证治第七》中有一个方子是，厚朴麻黄汤。

这个方子便是治疗外有寒邪、内有水饮兼里有热的病证的一首方子。我们看厚朴麻黄汤之用药，如下：厚朴、麻黄、石膏、杏仁、半夏、干姜、细辛、五味子、小麦。

对比一下大、小青龙汤合方，我们会发现厚朴麻黄汤之用药，除去了桂枝、芍药、甘草、大枣这四味药，仲景先师还加用了厚朴与小麦。细分析，我们可以看出，方中加入小麦这味药，其作用相当于甘草、大枣，以调和胃气，这就体现了仲景用药之讲究处，一定时时处处固护胃气也；还有就是此方中选用了厚朴，且厚朴还是主药，这是"动于万全，出于不意"之妙法也。为什么我们这样说呢？因为，前边我们说了，这是一个外有表邪不治、入里化热并有水饮的证候。此处虽说水饮不重，但它是肺上诸症的罪魁祸首，只有消除水饮，强化胃气方得万全，而厚朴这味药，便是可以行胃气的药，胃气既开，饮邪无源头，中焦大坝打通，豁然开朗也！

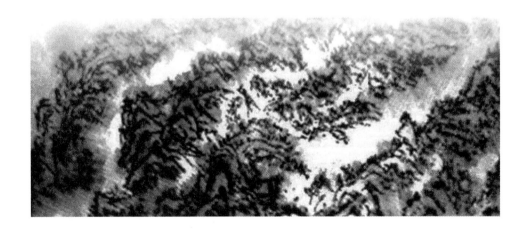

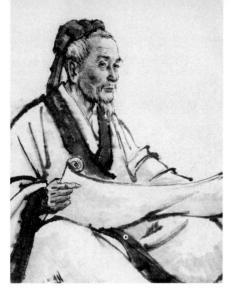

# 从张彦远一则画评，评仲景用药之妙

　　无论画画、作诗，都须要有画龙点睛之笔，哪怕医家治病，若能在用药上有"画龙点睛"之处，也会是一道名方，而流传百代。仲景先师就曾创制过不少这样具有"画龙点睛"之妙的名方。大家且来看——

　　唐朝张彦远《历代名画记·张僧繇》曾有评曰："张僧繇于金陵安乐寺画四龙于壁，不点睛。每曰：'点之即飞去。'人以为妄诞，固请点之。须臾，雷电破壁，二龙乘云腾去上天，二龙未点眼者皆在。"这一则叙事性的画评，虽则显得荒诞，但也道出了"画龙点睛"之要害处，其实无论画画、作诗，都须要有画龙点睛之笔，哪怕医家治病，若能在用药上有"画龙点睛"之处，也会是一道名方，而流传百代。

　　仲景先师就曾创制过不少这样具有"画龙点睛"之妙的名方。

　　比如我们曾经学习过的《伤寒论》中有一首方子，名叫炙甘草汤，其主治为"脉结代，心动悸"的阴血阳气两虚、血脉失养的心脏病之类的病证。大家已经知道这首方子的药物组成为甘草、生姜、桂枝、人参、生地黄、阿胶、麦冬、麻子仁、大枣。这里的用药，一类是针对阳气虚的，桂枝、甘草、人参，这些药是补阳气的；一类是生地黄、阿胶、麦冬，这些药是补阴血的；其中姜枣这一对药是调和阴阳气血的；方子内还有一味药麻子仁。

若针对阴血阳气虚、血脉失养之证，双补阴阳气血即可，也就是说，方子中只要有前两类药即可起到阴阳气血双补之效果，那为什么还要用姜、枣？

上边咱们说了，姜、枣是一对调和阴阳气血营卫的药物组合，用之则调节气血阴阳，桂枝、甘草、人参补了阳气，生地黄、阿胶、麦冬滋补了阴血，现在加入姜、枣来调和一下补起来的阴阳气血，这种用药之法不能不称为妙哉！

其实要说更妙处，还在于麻子仁在这一首方子中的运用呢。诸君知道，麻子仁是一味润滑肠道，治便秘的药。炙甘草汤是一首治疗阴血阳气两虚、血脉失养的心脏病的方子，加入一味治便秘的药，历代不少医家就认为这味药用之不确，应该抹去。其实不然，这味药的应用，正是仲景用药的画龙点睛之笔！为什么我们会这样说呢？因为，大家知道诸如这些阴阳两虚的冠心病的患者最忌的是大便干结，大便不畅，很容易导致心脏受挤压而猝死的，加入麻子仁利患者之大便燥结，足可见仲景用药之精妙处！

另外在《金匮要略》中，仲景先师也不乏这种"画龙点睛"之妙的用药方子。我们还是来举例言明，比如书中记录的一道方子——泽漆汤。

学习过《金匮要略》的朋友皆知道，这个泽漆汤治疗的是里有水饮的证候。根据历代医家对此证病机的分析，我们也已经知道，这个水饮多是由于脾胃虚损，脾运化水饮不利，胃中有停水导致的。据胡希恕先生分析：水饮在胃就会压迫人的横膈膜，当呼吸时，肺一张一合，一合的时候，肺往下，横膈膜也须随即往下行，因为胃里有停水，停水压迫横膈膜阻其往下，这样就造成呼吸不利的咳或喘。针对于此，治以泽漆汤。下边，我们看泽漆汤的药物组成：泽漆、半夏、生姜、人参、甘草、紫菀、白前、黄芩、桂枝。

在这个方中，泽漆是逐水力量最强的药，并且用到半斤，这可以理解，其证是里有水饮嘛。然后半夏加生姜针对的是胃有停水，人参加甘草是健脾，紫菀加白前是针对肺有咳喘，黄芩针对的是水饮导致的热邪。桂枝何用呢？也就是说，在这个治疗里有水饮喘咳的方子里为何要选用桂枝这味药？

通过上边的病因病机分析，我们已经知道这证有脾、胃、肺虚，所用之药一一对症施治，可谓药症相对，治得其法。胃里水饮消了，脾也健运了，肺中咳喘也有相应的药了，各个都很好，就如画龙，笔笔俱到。这里加一味桂枝，其功用即在于通阳。桂枝通阳，打通因水饮导致的脾肺阳气不畅，使脾肺阳气上下里外贯通，促进诸药之疗效，此乃"点睛"之妙也！

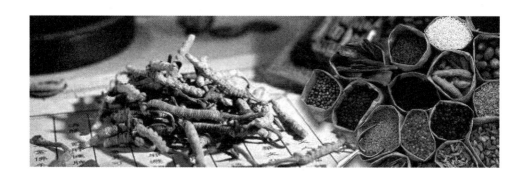

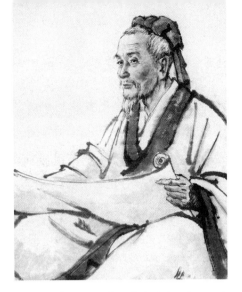

# 从裴迪《送崔九》，谈经方剂量之要

裴迪有诗《送崔九》，诗的本意是奉劝与调侃朋友崔九归隐深山就要极尽丘壑之美，不要去学那武陵人，短暂逗留于桃源里就出山了。这一点，便使笔者联想到仲景先师在遣药组方时之于药量的精准把握了。为何？且听笔者道来——

唐朝诗人裴迪有一首《送崔九》的诗，诗曰：

> 归山深浅去，
> 须尽丘壑美。
> 莫学武陵人，
> 暂游桃源里。

这首诗的本意是奉劝与调侃朋友崔九归隐深山就要极尽丘壑之美，不要去学那武陵人，短暂逗留于桃源里就出山了。同时，这首诗也蕴涵了一个道理，那就是做事情一定要到位，要深入，莫要浅尝辄止，否则蜻蜓点水，一事无成，也就是告诫我们，做任何事情要用足功，不可功亏一篑。

这一点，便使笔者联想到仲景先师在遣药组方时之于药量的精准把握了。中医向来有不传之秘籍多在于药量之说，其实，这是外行话，无论经方与时方，先贤在其典籍里谈到组方时，也多是要讲到药量的运用的。诸君知道，张仲景经方在遣药组方上之一特点便是，药量顶足，药味精简。今天笔者特别想对仲景用药之药量顶足这一方面着些笔墨。一句话，仲景用药之剂量，向来是针对病证下药多是"一竿子插到底"，不留余地，极尽药效发挥之完美，起到效如桴鼓之作用。下边，我们还是举例来言明。

学过《伤寒论》的朋友，不会不知道厚朴生姜半夏甘草人参汤这个方子中生姜的用量。方中生姜足足用了汉代的半斤，也即八两，折合现在约有120克的量。生姜在此方中的用量真是够大的！针对此方中生姜用量要顶足到仲景所要求的"半斤"方得疗效时，讲《伤寒论》的郝万山先生曾讲到过他的一个经验之谈。郝先生说他平素不爱吃生姜，在开带有生姜的方子时，生姜用量一般要考虑药之"口味"而少用。一次，他对患者开出这道厚朴生姜半夏甘草人参汤方，就是因为生姜用量不够，致使患者用药后不起疗效，于是郝先生找到胡希恕老先生讨教，胡老只对他方子中的生姜用量调了一下，也就是调到仲景之所要求的"半斤"之量，患者喝过后肚胀果然消除。因此，郝万山先生讲他从此记住了这首方子，并且牢记了生姜在此方的用量——汉代的半斤！

笔者在此还想再举一例，来谈谈仲景用药时药量顶足的这一特点。比如在《金匮要略·肺痿肺痈咳嗽上气病脉证治第七》中有一个方子是，麦门冬汤。原文为：

> 火逆上气，咽喉不利，止逆下气者，麦门冬汤主之。
> 麦门冬七升　半夏一升　人参三两　甘草二两　粳米三合　大枣十二枚
> 上六味，以水一斗二升，煮取六升，温服一升，日三夜一服。

这个方子是治疗胃肺阴虚引起的火逆咳喘、咽喉不利的证候。重点是胃中阴虚，虚火上炎至咽干口燥，因为虚火上炎到上焦，上焦里有热，同时也因肺阴虚，胃肺阴虚，虚火相叠，致肺痿引起患者咳喘痰多等肺上诸症。给出的治方是麦门冬汤。下边，我们看这道麦门冬汤的方药组成以及其药量。

在这里，笔者就不再分析这首方子的方义了，而是单讲一下麦冬这味药在这个方子中的用量。大家看上边，麦冬的用量足足有汉代的七升，据郝万山先生讲一升等于180克，那么七升折合现代用量为 $7 \times 180 = 1260$ 克。这么大的用量，喝几次呀？还看上边，仲景有交代——"日三夜一服"，也就是四次喝完。那么，一次喝多少？ $1260 \div 4 = 315$ 克。也就是说，麦冬这味药在这个方子中一次用到315克这么一个大的量。如果用少了中不中啊？笔者没有用到过这个方子，没有直接经验，我们还是听一下经方大师胡希恕老先生的说法。胡老说："这个药，我有体会，在临床上，少量用没用，反倒耽误事！"

通过上边的论述，我们可以明白一个道理，就是在遣药组方时，一定要依据病证用药到足量，且"莫学武陵人，暂游桃源里"，一定要"极尽丘壑美"，从而使药效发挥出来，药到病除。

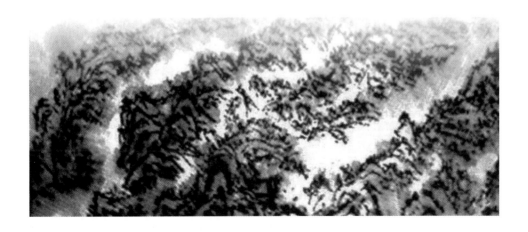

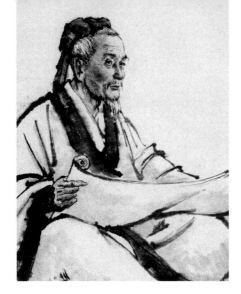

# 由张皋文评温庭筠词，再论仲景遣药组方之妙

张皋文曾评温庭筠词"深美闳约"。这不禁使笔者联想到仲景之遣药组方的一个显著特点，那便是：用药简约，效果却是美不胜收。

清朝有位词评家张皋文，在其著作《词选》中，曾评价温庭筠的词曰："唐之词人，温庭筠最高，其言深美闳约。"所谓"深美闳约"，简单地说，就是讲温词简约，而意境开阔，达到了深远优美的境界。比如温有诗句"江上几人在？天涯孤棹还"，这两句诗中用词并不古奥，就是诸如"江上""天涯""孤棹"这些平常简约的用词，所构造出来的意境却是广阔辽远，气势磅礴；又比如其诗句"万古春归梦不归，邺城风雨连天草"，所择用之词语亦是简凡明了，而其所营造的诗境、诗意却是闳美深远！这不禁使笔者联想到仲景之遣药组方的另一个特点（注：前边咱们曾谈过仲景遣药组方的一个特点是药量足），那便是：用药之简，效果却是美不胜收。

大家知道，仲景用药一向是药味极少的。《伤寒论》中的大部分方子，也就是三四味药或者四五味药，然就是那简单的几味药却是构思严谨，配伍精当，多数成为现代还用之有效的千古名方。比如说桂枝汤，其用药也就是一组桂枝加芍药，另一组生姜加大枣，还有一味就是甘草，然就是这五味平常药，仲景却创制了两组著名的药对——桂枝加芍药与生姜加大枣，以此来调和人体之阴阳、气血、脾胃，使后世医家受益匪浅。在这一点上，可以说仲景遣药组方也应该是"深美闳约"的。

为了进一步说明仲景用药组方"深美闳约"的这一特点，我们下边还是结合《金匮要略》中的有关条文来谈。大家且看《金匮要略·肺痿肺痈咳嗽上气病脉证治第七》第 11 条，如下：

肺痈，喘不得卧，葶苈大枣泻肺汤主之。
葶苈大枣泻肺汤方
葶苈熬令黄色，捣丸如弹子大　大枣十二枚
上先以水三升，煮枣取二升，去枣，内葶苈，煮取一升，顿服。


以上这条经文是讲，肺痈初期，脓未形成，痰浊壅盛时的用方。此时，脓还未成，肺中之黏痰甚多，以致病人喘不得躺卧，服用葶苈大枣泻肺汤。大家来看这个方子，只有两味药，一曰葶苈，一曰大枣，就这两味看似极平常的药。葶苈下水力量峻猛，大枣甘缓且不伤其胃。在制剂时是先将葶苈炒黄，以去其峻烈之性，丸成弹丸子大小，煮大枣十二枚取其汤，加入葶苈丸一丸顿服。其用药约，不过二味，简，不过是葶苈与大枣。然在这么一个喘不得卧的肺病人来言，其效果当然就是甚好。现在的一些中医师，凡见病起笔就是十几味药，真有违仲景祖制也。

然后我们再来看本章节中的第 12 条：

咳而胸满，振寒脉数，咽干不渴，时出浊唾腥臭，久久吐脓如米粥者，为肺痈，桔梗汤主之。
桔梗汤方：亦治血痹。
桔梗一两　甘草二两
上二味，以水三升，煮取一升，分温再服，则吐脓血也。

　　这一条是接着上一条来讲的，上一条是肺痈初期，脓未形成。这一条是讲脓已形成的证治。这时候，病人咳嗽得很厉害，以致胸满，感觉胸里胀满难受，还感觉到振寒、发冷，这提示脓已形成；摸一下脉，是数的，是提示病人肺中有热；因为肺热上扰，致咽干；同时，因为肺中有热，热是炎上的，往上扰的，并不往下去，故胃中不渴。但是脓已形成，初期吐腥臭浊痰，过一阵子便吐脓如米粥样了。这时怎么办？当然要排脓，且来看仲景给方——桔梗汤。桔梗排脓去痰，甘草甜缓去热，通方也是仅仅二味药，用药不得不称之为简约，其也历经千年临床经验，用之有效！

　　综上，我们完全可以用"深美闳约"四字，来形容仲景遣药组方之精当妙美也！

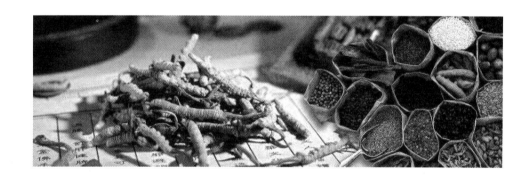

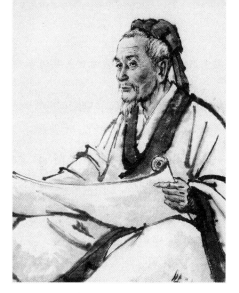

# 由苏轼诗，谈仲景论胸痹之证治

苏轼有诗句云："横看成岭侧成峰，远近高低各不同。"其诗意是言，本是同样一座庐山，如果从不同角度、不同侧面来看，还是远近高低各不同的。这，便使笔者联想到中医论病的一大特色，即同样一种病可以有不同的证候也。详情请看——

苏轼有一首诗，名叫《题西林壁》，其中有诗句云："横看成岭侧成峰，远近高低各不同。"其诗意是言，本是同样一座庐山，如果从不同角度不同侧面来看，还是远近高低各不同的。这，便使笔者联想到中医论病的一大特色，即同样一种病可以有不同的证。也就是说，我们中医虽然也辨病，但我们在治疗时却是辨证施治，比如在《金匮要略》中，同样是一种胸痹之病，但还是"横看成岭侧成峰，远近高低各不同"的。

为了能更好说明之，我们还是要先明白什么是中医所言的胸痹病？

所谓胸痹，是指轻者感觉胸闷、呼吸不畅，重者喘息不得卧、胸背痛，更严重的则是以心痛彻背、背痛彻心为主要临床表现的一种疾病。这种病，多虚证，当然也有实证。至于胸痹之实证，则是由于痰饮浊湿阻碍胸部气机所致。我们再来看胸痹这种病的不同证型，也就是咱们上边说过的，同样是一种胸痹之病，却也是会因着病程发展变化而表现的不同症状来区分为不同类型的证候，仲景先师便是依据这些不同症状表现的不同之证，来一一加以施治的。中医之精华，便在于此，即辨证施治。

下边我们结合《金匮要略》原文，来看一下这一种胸痹之病，是有怎样一番"横看成岭侧成峰，远近高低各不同"的。总体来说，胸痹之病，包括以下几种汤证，即：①瓜蒌薤白白酒汤证。②瓜蒌薤白半夏汤证。③枳实薤白桂枝汤证。④茯苓杏仁甘草汤证。⑤薏苡附子散。

大家知道，仲景在此篇论述胸痹之主症的症状是喘息咳唾、胸背痛、短气，即瓜蒌薤白白酒汤证的临床症状表现。病人之所以有以上症状，这是因为病人上焦阳虚，即胸阳不振，下焦阴寒之邪趁机来犯，阴搏于阳，阴阳二气逆乱所致胸部气机紊乱，导致喘息咳唾和短气；同时，阴为寒邪，寒邪主痛，胸阳不立，阴搏阳位，以上下来言胸为阳位，以背胸来言背为阳位，阴寒犯阳，故胸背痛。

也许有人会问，你怎么知道病人是上焦阳虚，下焦有阴寒邪气的？

仲景有告知呀，去切病人的脉呀，当然对于那些仅凭西医诊断的中医师们，这就有点犯难了，他们不会切脉呀。你去切病人的脉，得脉象为寸口脉沉而迟，关上小紧数。寸口脉沉而迟，即言胸上阳微虚；关上小紧数，即言胸下有阴寒邪气。治之以瓜蒌薤白白酒汤。古人说瓜蒌最能"洗涤胸膈中垢腻"。所谓垢腻，即为阴寒之气所致。为什么？你去看下水道呀，又阴又冷又泥垢遍生的。怎么通下水道呢？一般厨妇都懂，多倒进去些热水就兴许会冲掉那些垢腻，于是方中用白酒七升。大家也知道，通下水道，如果光用热水冲是冲不净的，还要散垢。怎么散？用瓜蒌呀。有人说了，瓜蒌不是寒的药嘛，你刚才说了"通下水道"要用热，现在怎么用瓜蒌这味寒药了。这在咱们中医上来讲叫"去性取用"，也就是说瓜蒌诚然性寒，但在大量热药之中，比如在白酒七升加温药薤白半斤之中，瓜蒌仅用一枚，其寒性也就可以忽略，只取用其涤荡痰结、通行经络血脉之滞也。

在瓜蒌薤白白酒汤证的基础上，也即病人有喘息咳唾、胸背痛、短气诸症的基础上，或症状加重，或另有其他兼症，则可"随证治之"。具体有以下几种情况。

1. 胸痹不得卧，心痛彻背者，瓜蒌薤白半夏汤主之。

也就是说在胸痹主症喘息咳唾、胸背痛、短气的基础上，喘息加重了，胸背痛也加重。这是为什么呢？这是因为治病不及时，病人阴寒之邪积压过多，胸内痰浊湿邪过多造成的，那此时要治病，就得加入半夏这味祛痰药了，也即用瓜蒌薤白半夏汤。

2. 胸痹心中痞，气结在胸，胸满，胁下逆抢心，枳实薤白桂枝汤主之。

如果病程进一步延误，病势进一步加剧，上焦阳虚进一步虚损，累及胁下，病人除胸痹诸症之外，愈觉胸满，这是因为阴寒之邪气更重，更加上犯造成的。胸阳不振，累及心阳，心中阳气受损，则心中痞，胸满更重；上焦阳虚累及中焦，胁下也受阴邪滋扰，胁下阴邪也上犯，故"逆抢心"。正像刘渡舟先生所解："反映了阴邪之横行无忌。"这时候怎么治？即在瓜蒌薤白治胸痹的基础上，加入枳实、厚朴这些通气的药，以消其痞满；并加桂枝，以通其阳也。

3. 胸痹，胸中气塞，短气，茯苓杏仁甘草汤主之。

以上那些有关胸痹的汤证，一个是瓜蒌薤白白酒汤证，其病因病机是上焦阳虚，下焦阴邪上犯导致的；一个是瓜蒌薤白半夏汤证，其病因病机则在瓜蒌薤白白酒汤证之基础上加痰浊湿邪阻碍；一个是枳实薤白桂枝汤，其病因病机则是在瓜蒌薤白白酒汤证之基础上，上焦进一步阳虚，累及心阳，下焦阴邪之气进一步上犯，累及胁下，致使胁下阴邪寒气"逆抢心"。总之，以上三条胸痹之证，其病因病机总结起来是阳气虚、阴寒气上犯和痰浊湿邪。如果上焦阳虚，中焦水气来上犯，怎么办？这一条，仲景告诉我们了治方，即茯苓杏仁甘草汤。方中茯苓降水，杏仁平逆，开宣肺气，则此证可治也。

4. 胸痹缓急者，薏苡附子散主之。

如果病人上焦阳气陡然衰微，下焦阴寒邪气突然窜犯，胸痹病情危急者，怎么办？薏苡附子散主之。这一条是说，病情很急，病势严重，胸痛厉害，四肢厥冷，就用大附子十枚和薏仁十五两制成散剂，服之。

诸君请看，同是胸痹之病，却因其症状急缓及病因病机不同，导致诸证各异，其治法也是不尽相同，真是"横看成岭侧成峰，远近高低各不同"啊！然而苏老夫子是因其多变而困于庐山，不识其真面目，到仲景这里却是牢牢掌控这些变化，辨识得一清二楚，辨证施治尽得其法也！

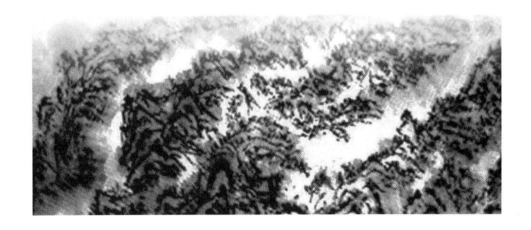

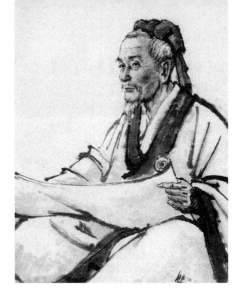

# 由曹操诗，谈仲景论心痛之证治

曹操《对酒》有"犯礼法，轻重随其刑"的句子，其意就是犯礼法，如果罪轻的，罚便轻，罪重的，罚便重，简而言之就是罚当其罪。这种法治思维方式若运用于医学上，便是仲景提出的"随证治之"。详情请看——

曹操《对酒》有"犯礼法，轻重随其刑"的句子，其意思不难理解，那就是犯礼法，如果罪轻的，罚便轻，罪重的，罚便重，简而言之就是罚当其罪。这大概是一个基本的法治思维，这种思维方式若运用于医学上便是仲景提出的"随证治之"。然而，有人不大理解中医的个性化治疗特色，见到同一种病，中医师开出了不同的方子，就遍生疑惑，甚至依此来攻讦中医治病是凭"感觉"，笔者于此不免哂之！下边，笔者想结合《金匮要略》，再来谈一下张仲景是如何对同一种病，视其不同情况，"轻重随其刑"，来进行辨证施治的。

请来看张仲景对心痛的证治。各位看客注意，这里所言之"心"，可并非西医所言之"心脏"，而是中医概念，即言胃脘胸部这一人体"中心"地段来言的。心痛，也即为胃脘胸部（包括心脏）之痛。咱们中医的认识，一般是将痛责之于寒。

"寒主痛","热伤形",也就是说,譬如有化脓性的痛,那可能是热所致,但疾病之本质,也即"病根"。心痛,当然也是阳虚阴盛,寒邪冲犯与围困所致。一般情况来言,冲犯之寒气,是寒气不太重的;寒邪围困了,固结了,即表明寒邪那是相当重了。在《金匮要略》第九章中,仲景论及心痛的证治,即依据阴寒邪气之轻重,而分为两种不同情况,并有了不同的救治方子——桂枝生姜枳实汤和乌头赤石脂丸。

也就是说,当阴寒邪气不太重,有冲犯之势,从而导致心痛的,可以桂枝生姜枳实汤治之;当阴寒邪气重,呈现固结之势,从而导致心痛的,当治之以乌头赤石脂丸。那么,我们怎样来区分其阴寒邪气的轻重呢?看症状呀!一看痛,如果病人心痛是一种"悬痛",也就是感觉心如悬着的一样痛,心痛,四周空落落的感觉的那样一种痛,刘渡舟先生解为"心痛于上而不下",有这种心痛时,即有用桂枝生姜枳实汤的可能。如果痛得厉害,心痛连着背痛,背痛连着心痛,痛得结结实实的,胸前背部都痛,那就是阴寒邪气重所致,即可考虑用乌头赤石脂丸。二要看其他症状。桂枝生姜枳实汤证之心痛证,兼有心中痞,即胃脘部痞满不畅通,诸逆,即有气逆、呕逆,气上冲的症状;乌头赤石脂丸的心痛,那就是一个心胸连着背部的疼痛难耐。

说到此,我们还是学习一下《金匮要略》关于心痛证治的原文,仲景共有两条对心痛的证治论述,我们分别引来如下:

心中痞,诸逆,心悬痛,桂枝生姜枳实汤主之。(8)
桂枝生姜枳实汤方
桂枝　生姜各三两　枳实五枚
上三味,以水六升,煮取三升,分温三服。

这一条是说"心悬痛"的,其兼症有"心中痞"与"诸逆"。也就是说,这条的"心悬痛",是主要的临床症状。这里的"心",是指心脏,心脏像悬起来一样痛,是悬于上而不下的痛,也有点感觉像揪着一样的痛,这是稍重一点的表现。当然，还有更轻的表现，即是胸部空落落的痛，也即俗语所言"没抓没落"的痛。这种痛是怎么得来的呢？先说其本质是阳虚阴盛，病人阳气不足，胃中寒饮停滞，表现为"心中痞"，即胃脘部痞满不通。因为上焦阳虚，胃部寒饮，上冲心胸，其症轻者表现为胸部空落落的痛，稍重一点，阳气虚得多一点，阴寒邪气力量大一点，胸部阳气不支，阴寒邪气侵犯，即冲犯到心，使心"悬痛"。治法当然就要温胸阳，散寒饮，平冲降逆，开心中寒结。方中桂枝加生姜，温阳化饮，同时桂枝有平逆降冲之作用；枳实下气导滞，开寒结也。

心痛彻背，背痛彻心，乌头赤石脂丸主之。（9）

乌头赤石脂丸方

蜀椒一两　乌头一分，炮　附子半两，炮　干姜一两　赤石脂一两

上五味，末之，蜜丸如桐子大，先食服一丸，日三服，不知，稍加服。

这一条是谈心痛重证。心痛重到心痛连着背部也痛起来，背痛、心痛连成一片，这是阴寒邪气固结所致。病人上焦阳虚得厉害，下焦阴寒邪气大部侵来形成固结之势，整个胸部到背，背部到胸，全由阴寒邪气所围困，当然就痛得厉害。方中有蜀椒、乌头、附子、干姜这些辛热药，发散阴寒之气，补充阳热之气，驱寒温阳；大部辛散热药的药队中，同时用赤石脂收敛一下，使之不致发散太过，起到收束心阳，安定心神之功效。

通过对以上两条的学习，我们不难看出，同是心痛，因其症状的不同，仲景采取了轻重不同的施治方药，真正是如曹操《对酒》中所言之的"轻重随其刑"了。

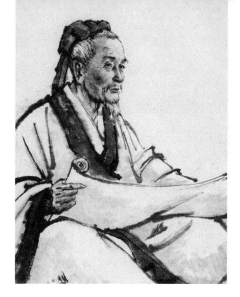

# 由《离骚》句，浅谈仲景学说之理论与实践

　　屈原《离骚》有言："纷吾既有此内美兮，又重之以修能。"对于中医师们，屈夫子这一诗句也是十分具有指导意义的。难道不是吗？且听笔者粗陈其意——

　　屈原《离骚》有言："纷吾既有此内美兮，又重之以修能。"通俗的意思就是说，我既重视内在修养，也注意外在技能的培养，是内外兼修的。内外兼修，是一个人的修养之法。这种方法，若扩充其用途，便如内外兼顾，则可谓是一个中国人的处世治家之法。那么，对于中医师们，屈夫子这句"既有此内美兮，又重之以修能"，也是十分具有指导意义的。它表现在两个方面：一个是遣药组方上的，我们要注意内外兼顾，非但是表里同病的病要内外兼顾，一些里证或表证在治疗上也要同时考虑表里两个方面；二是治学上的，我们要做到"既有此内美"，注意理论学习，同时也要"重之以修能"，注意实践与临床运用，此二者缺一不同。下边，我们结合具体情况，浅谈如下。

　　首先在遣药组方上。内外兼顾，治表的时候顾护到里，治里的时候考虑还有无表证，则可谓是一个高明中医师的立方施治思路。诚哉斯言，若

一个中医师在施治过程之中，处处内外兼顾，用药立方考虑周全，便不失为一个好医生。仲景便是这样的好医生，他在治表证的时候，也是时时处处顾护于里，顾护胃阳，照顾到在不损伤里气正气的基础之上用药立方，就不用再说，一些表里同病的证候了。也就是说，如果一个病人是里证，但同时也兼有一些不解之表证的话，仲景在用药上是决不会草率行事只着一面的，其开出方子之功效与特点，也是甚可以借用屈夫子上边那一句妙辞来形容，"既有此内美兮，又重之以修能"，即内外兼顾、表里同治，定不顾此失彼！不是吗？我们来举例说明之。

在《金匮要略》中有治腹满的方子，其中有一条云：

病腹满，发热十日，脉浮而数，饮食如故，厚朴七物汤主之。

厚朴七物汤方

厚朴半斤　甘草　大黄各三两　大枣十枚　枳实五枚　桂枝二两　生姜五两

上七味，以水一斗，煮取四升，温服八合，日三服。

这是一个腹满患者，腹满也就是肚子胀满不舒，脾胃上的病。但他"饮食如故"，也就是说还能吃喝自如，一般中医师看到此种情况，也许就会用下法。一来此人正气不虚，能吃能喝；二来腹满，是可以采取下法的了。在他看来，《伤寒论》中是有这么一条的："阳明病，谵语有潮热，反不能食者，胃中必有燥热五六枚也。若能食者，但硬尔，宜大承气汤下之。"这病人能饮食如故，病腹满，用下法无妨耳！于是开出大承气汤下之。这里的问题，首先是这个中医师他就没问一下病人是否有"大便硬"？如果有大便硬，你可以方中用芒硝，芒硝润燥软坚；如果不大便硬，因大承气汤中有芒硝，就用之不确。还有一个问题是，看诊不细，没有注意到表证的问题，没有内外兼修，没有内外兼顾的诊断及用药立方习惯。当然，仲景不是这样的医师，仲景是医圣，他是处处时时能做得到内外兼顾的。所以，对此条之病证，他开出了厚朴七物汤的方子。至于，此方之要义，我们留待文后一并详说。

下边我们再来谈屈夫子那句"既有此内美兮，又重之以修能"的另一层意蕴，既注意理论学习，又着重临床实践这一方法方式在中医治学上的运用。我们还是举例并结合《金匮要略》中这一条治腹满的条文来谈起。

上边我们说了，一些中医师辨证时片面主观，问诊不细，诊断不明，也就是不注意内外兼顾，因而犯下错误，下边，我们谈一些中医师只知道死背书，僵化陷于字句理论，不注意实践临床的害处。

这些中医师同道们，他们有理论，在诊病过程中当然会细心周致，"这个病人有发热"，注意到了表证，也许还会注意去切一下脉，这就很难得了，因为现在不注意甚至忽视、轻视切脉的中医师，不在少数。但如果他没有临床经验，没有实践的话，他见此病人，还是要开出承气汤之类的方子来。因为什么？他有理论学习，你问他，他当然会有理由：《伤寒论》中不是有交代吗，"发热六七日，虽有脉浮数者，可下之"，于是，就用承气下法。这里的问题，一是这个中医师虽然在诊断上注意到了表证，但是治疗上往往忽视表证的存在；二便是这个中医师死读书，没有全方位学习与实践经方的经验，没能深入体会到仲景用药立方的精髓之处。"纷吾既有此内美兮，又重之以修能"的另一层意蕴的体现，也就是既有很好的理论知识，又着重实践，在实践中体悟理论的精妙。

《伤寒论》中是有"发热六七日，虽有脉浮数者，可下之"这么一条，但这一条讲的是阳明病瘀血的证治。特别是，这一条前边还有一句曰"病人无表里证"这几个字，如果只读书，只注意理论学习，而不去在实践中，在临床上体悟，是很难理解这句话的。什么叫无表里证？发热，脉浮数不是表证嘛；可下之，既可下之，怎么又无里证呢？这不是矛盾之说法嘛！但如果有临床经验，有实践，在实践与临床上体会仲景这句话，就颇明了。原来这个病的表里证都不明显，不是表里证的确切症状，即有发热但不恶寒，可下之但无腹疼之情况。但是这里的"可下之"，说的是，用药上可以有泻下的药，但如果临床上观察此病人有表证，那就得含有解表的药了。再强调一下，就是《伤寒论》中的"病人无表里证，发热六七日，虽有脉浮数者，可下之"，这条是无表证的，说的是有关腹有瘀血的证治；《金匮要略》中的"病腹满，发热十日，脉浮而数，饮食如故"，说的是有表证的。那么，单看文字上的表述，二者无不同；然而方药却有别，这是为什么呢？这，就要有实践，有临床经验了。

针对《伤寒论》中的这一条，"病人无表里证，发热六七日，虽有脉浮数者，可下之"，病人的大便是黑的，提示有瘀血。瘀血发热，还脉浮数，就用抵当汤。如果只是腹满，病人饮食如故，还有表证，那就是《金匮要略》中的这一条。仲景在《金匮要略》中，针对腹满又有表证的用方是，厚朴七物汤。下边，我们看厚朴七物汤这首方子：

厚朴七物汤方

厚朴半斤　甘草、大黄各三两　大枣十枚　枳实五枚　桂枝二两　生姜五两

上七味，以水一斗，煮取四升，温服八合，日三服。

纵观此首方子，便是小承气汤加桂枝去芍药汤。小承气汤是下法，以治腹满；桂枝去芍药汤是汗法，以治发热、脉浮数之表证。二方合用，可谓内外兼治，表里同治。这首方子的用药立方思路，上边我们说过，就是体现了一个内外兼顾，内外兼治，这么一个精神，这种精神，也就是屈夫子"纷吾既有此内美兮，又重之以修能"，内外兼修的意蕴之一。同时，屈夫子这句辞也表达出了一个人既要着重内在的修养，理论学习，又要着重外在的技能，实践善用。如果一个中医师，没有"既有此内美兮，又重之以修能"的本领，只限于经典字句之中，忽视实践与临床，就很容易导致误判。

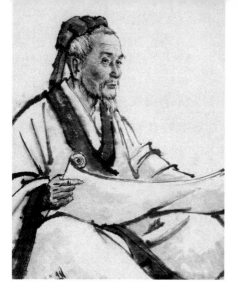

# 由韦应物的诗句，浅谈附子粳米汤证

"水性自云静，石中本无声；如何两相激，雷转空山惊？"诗人韦应物得遇此境产生困惑不足为怪，有时作为中医师的我们，临证时对一些症状的反应，比如肠鸣声，如果不去深思，也会有搞不大明白处。

水性自云静，石中本无声。
如何两相激，雷转空山惊？

唐代诗人韦应物这些诗句，简单来说，就是作者对"水石相激"产生的雷鸣大音困惑不解的描述。也难怪，水本是清静的，石原是无声的，为何"水石相激"，空山之中就能转发"雷惊"？当然，我们现在是清楚一点的。那就是因为山中本虚空，水流遇石阻挡之撞击声经"空山"这一大"音箱"扩音就变为如雷一样轰鸣了。其实，诗人韦应物得遇此境产生困惑不足为怪，有时作为中医师的我们，临证时对一些症状的反应，比如肠鸣声，如果不去深思，也会有搞不大明白处。比如，在学习《金匮要略·腹满寒疝宿食病脉证治第十》这一节第 10 条的时候，其中有"雷鸣切痛"，初次遇到时，想必也要发出这是为何的疑问了。但如果您当初学过韦应物此诗，照着他诗中所描写的意象，"顺藤摸瓜"，一路思考下去的话，也是会有答案的。不信吗？且听笔者道来。

我们先来看这第 10 条：

腹中寒气，雷鸣切痛，胸胁逆满，呕吐，附子粳米汤主之。

附子粳米汤方：

附子一枚，炮　半夏半升　甘草一两　大枣十枚　粳米半升

上五味，以水八升，煮米熟，汤成，去滓，温服一升，日三服。

这一条，有一个前贤在解读时多忽略的症状——"雷鸣"。"雷鸣"，即肠鸣声大。肠中为何会发出这么大的鸣声？如果我们没有一点医学知识的话，只须读韦应物上边的四句话，便也会知道一二。上边，我们已简略分析过空山水石相激发出雷鸣的原理，即一是山空（有音响效果），二是水流遇石阻遏。中医讲取象比类。肚子里要发出"雷鸣"声响，那也得首先要有一个"大肚子"，肚子得胀，胀满。"腹满时减，复如故，此为寒"，这里有"腹中寒气"，腹中有寒气，腹胀满也是应有之意；其次要有类似于"水石相激"的现象，即肠中之气，胃中水气，转行不畅。当然会有，为什么？因为，腹中有寒气，寒主收引，肠拘急不舒，在疼痛之时当然使肠中的气或内容物通行不畅，这样一来，肠中水气与内容物转行"碰撞"便会有肠鸣音。这种声音，再经大腹扩音，就会发生"雷鸣"。

然后我们再来详解此条。

这个患者"腹中寒气"，腹中有寒，一，说明脾阳虚，脾阳虚久伤及肾阳，也会有肾阳虚损；二，提示胃中有寒性水饮之邪气，这是因为脾胃以膜相连，脾胃是一对"夫妻"，现今脾阳有虚，胃中水液不得温化，必滞留成寒性水饮之邪气；三，说明又吸入外部寒气，寒气入肺，肺与大肠相表里，"表里相传"，寒能迅速传入大肠，寒主痛，主收引，大肠便拘急疼痛，并且发出肠鸣音；四，因为"腹中寒气"，肚子会胀胀的，肚子胀一定是"内不和"，是肚子里头阴阳不相合和导致的。现在这个病人，脾阳肾阳都损，

里头阴寒重，肚子不和的同时，肠子受寒拘挛，里气失和，里气逆乱，造成胸胁逆满、呕吐。怎么办？救肾阳，温补脾阳，同时还要消除胃中之寒性水饮之邪并和胃气也。附子一枚，可救肾阳；大枣十枚可温补脾阳；半夏半升，可消除胃中水饮之邪，并降气止呕；粳米加甘草，可和胃气，以上诸药，便组成附子粳米汤方也！

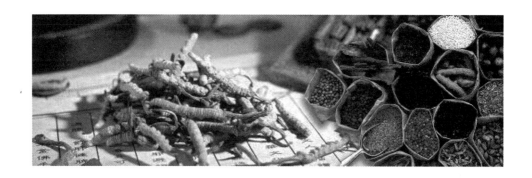

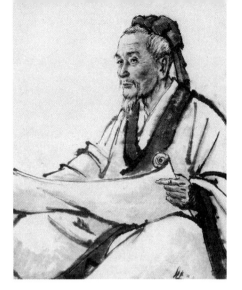

# 由鲁迅诗句，闲谈两首有趣的方子

鲁迅先生有诗云："城头变幻大王旗。"单就这一句诗来看，便可知当年军阀纷争的局面，一个旧中国，一样的子民，"城头"变换一个旗帜，就是一个崭新的"王朝"，也就是谁当君王，这天下就是谁的，今昔乾坤便不同。国事如此，医事亦如此。难道不是吗？且听笔者粗陈其意——

鲁迅先生有诗句："城头变幻大王旗。"单就这一句诗来看，便可知当年军阀纷争的局面，一个旧中国，一样的子民，"城头"变换一个旗帜，就是一个崭新的"王朝"，也就是谁当君王，这天下就是谁的，今昔乾坤便不同。国事如此，医事也如此。有时候，两首方子，若去看药物组成，几乎完全相同，可就是由于"君药"不同，便会是两首截然不同的方剂，其治疗方向也完全两样。

难道不是这样吗？我们且来看仲景先师的两首方子，小承气汤与厚朴三物汤方，便是如此。

小承气汤方是在《伤寒论》中，现笔者择录如下：

若腹大满不通者，可与小承气汤。（208）

小承气汤方

大黄四两，酒洗　厚朴二两，炙，去皮　枳实三枚，大者，炙

上三味，以水四升，煮取一升二合，去滓，分温二服。初服当更衣，不而者尽饮之，若更衣者，勿服之。

厚朴三物汤方子是在《金匮要略·腹满寒疝宿食病脉证治第十》中，笔者也择录于此：

痛而闭者，厚朴三物汤主之。(11)

厚朴三物汤方

厚朴八两　大黄四两　枳实五枚

上三味，以水一斗二升，先煮二味，取五升，内大黄，煮取三升，温服一升。以利为度。

倘若我们只看药物组成，小承气汤方与厚朴三物汤方的药物相同，都是大黄加厚朴、枳实。它们的不同之处，在于君药。因为君药不同，其主攻方向有别，各药物所担"职责"的分量也各异，当然也就是完全不同的两首方剂。只因换了君药，便成为两首不同的方子，这一个特点，颇似"城头变幻大王旗"，仲景用药之出神入化，就如掌控历史变局的"圣手"，只需在"城头"改变一个君王，便是天翻地覆，从此换了人间！

下边，我们细分析一下这两道方子的不同处：小承气汤方是以大黄为君药，我们知道，大黄主要是以泻热荡实为主要功用，此方主攻方向，便在于涤荡热实也。厚朴三物汤方则是以厚朴为君药，我们也知道，厚朴主要是以行气消满为主要功用，所以此方是以行气止痛除满为主攻方向也。

《金匮要略心典》有云："痛而闭，六腑之气不行矣。厚朴三物汤与小承气同，但承气意在荡实，故君大黄，三物意在行气，故君厚朴。"

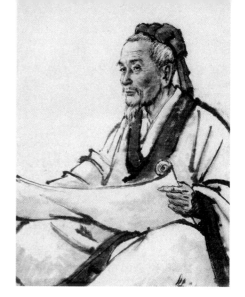

# 从贺知章诗句谈开去

"不知细叶谁裁出？二月春风似剪刀。"意思是，见到柳树上细叶纷出，不知是谁裁办的？深究处，原来是二月春风所为。这里边的道理就是，看到一些表象，一定要知道导致这种现象的本质原因是什么。作为中医师，临床时，看到诸症纷杂，一定要理清导致这些症状纷呈的根本原因在哪里，方能对证用药，手到病除。

贺知章有诗句云："不知细叶谁裁出？二月春风似剪刀。"这两句诗的意思是，见到柳树上细叶纷出，不知是谁裁办的？深究处，原来是二月春风所为。这里边，道出来一个道理就是，看到一些表象，一定要知道导致这种现象的本质原因是什么。作为中医师，临床时，看到诸症纷杂，一定要理清导致这些症状纷呈的根本原因在哪里，这样方能对证用药，手到病除。这种能力，是对中医师的最起码的要求。为了更好地说明之，我们还是举《金匮要略》中的条文来具体详解。

《金匮要略·五脏风寒积聚病脉证并治第十一》第7条云：

肝着，其人常欲蹈其胸上，先未苦时，但欲饮热，旋覆花汤主之。

旋覆花汤方

旋覆花三两　　葱十四茎　　新绛少许

上三味，以水三升，煮取一升，顿服之。

　　我以前说过，张仲景先师是最会教弟子学问的，老师知道哪里是难点，哪里是学生最不易掌握的重点，当一些条文不易理解的时候，老师会将条文里的一些难点、重点先亮出来，"先入为主"，先给学生提一个醒儿，然后再分论。这一条，就是这样的！大家知道，这一条主要是讲肝着证，即肝经的气血郁滞之证，肝经的气血郁滞当然是这一条的重点了，再说这条中的肝经郁滞之证的一些症状表现，却非在肝部，而是在肺部上，这是一些比较"特殊"的症状表现，一般不容易理解。为此，仲景师特意将重点，先点明，起笔就说道——"肝着"，将证先摆明，然后下边谈到肺部的一些问题时，也要时时想到肝着这个证，不致使学生思维混乱。这是很好的教学方式！下边，我们顺着张仲景老师的思路分析理解此条。

　　首先，这是一个"肝着"证，这一点要记清。肝着，就是肝经气血凝著不行，郁滞了，那么肝经气血郁滞不行，会导致哪些症状反应呢？张老师告诉我们——"其人常欲蹈其胸上"，就是说，这个人常常会舒展按揉他的胸部。这就有点"奇怪"了是不是？一个肝经气血郁滞的病，症状反应怎么就会"跑"到肺胸部上来了？因为，诸君知道肝本是在胁肋部，肝经气血郁滞通常是要突出表现为胁肋部不适的呀，怎么这个人老想去按揉其"胸上"？"不知细叶谁裁出？"这个"症状"（细叶）是如何导致（谁裁出）的呢？这时候，诗人与医生的思维是一样的，就是要透过现象看到本质！特别是要具备透过一些貌似"互不搭边"的现象，认识出其事情的本质来。柳叶，是从柳树上长出来的，柳树之所以能长出柳叶，那是因为春天到了，春风吹来，万物得春气"苏醒"了。现在这个人胸上不适，老想揉一揉、按一按，胸上按一按、揉一揉就舒服了，这是为什么？本质原因在哪里？是不是肺部的问题？且慢，在这一条，张仲景老师在起笔之初就告诉我们了，这一条讲的是"肝着"，是肝与肝经的问题！于是，我们就会深思了，肝与肝经气血郁滞不行了，怎么症状反就表现在肺胸部呢？这，就是仲景师讲课的妙处！循循善诱，让我们去思考！

带个疑问，我们会接着往下看。

"先未苦时，但欲饮热。"就是说，这个病先期还没到严重程度的时候，病人只是想喝一些热饮。喜欢喝热饮，这提示我们这个证因，一定是寒的。再回头看张老师起笔就道明的"肝着"证，我们就会想到这个肝着证，当是寒凝血脉所致的，也就是说，是寒凝滞了肝与肝经上的气血，使其气血着而不行。大家知道，肝与肺，像一根"气管"一样，肝与肺是一根"管子"的两端，上下两部分，下部肝气血凝滞不通，气血郁滞了，就像一个气管下半端被"捏住"了，那么气或血这些物质，当然往上去，肺部当然就会觉着胀疼不休了。这，就是问题的实质！

"不知细叶谁裁出？二月春风似剪刀。"我们作为中医师，只有具有诗人贺知章这样透过现象看到本质的能力了，我们在临证时，才能做到辨证清楚，对证用药，手到病除。

这一条就是讲的肝着证，在最初的时候，发病之初时，患者想要喝些热饮，还常常揉按胸上，这是两个突出的症状反应，当然也会另有诸如胸胁不舒、嗳气、食欲不振、乏力等，但病人不停揉胸上这个反应比较"特殊"一些，也就是说，会引起人的"误解"，误会是肺部的疾病，因此仲景师特别点出来了。怎么办？旋覆花汤主之！旋覆花咸温，下气散结；葱白沟通阳气；新绛活血化瘀也。三药并用，通肝之气血，散肝经寒结，气血通，寒结散，诸症自解也！

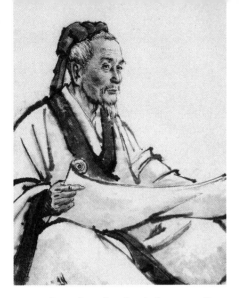

# 从李冶诗句谈开去

李冶有诗句："至亲至疏夫妻。"传统中医将脾胃看作是居于中焦的一对"夫妻"，既然是一对"夫妻"，它们的关系，是否也如李冶诗中所写的呢？大家且来细看——

唐代李冶有诗《八至》云：

> 至近至远东西，至深至浅清溪。
> 至高至明日月，至亲至疏夫妻。

特别是最后一句"至亲至疏夫妻"，可谓将世上夫妻关系说得透彻。诸君试想这天下的夫妻，当然是关系最亲密之人，也往往是拌嘴吵架最多的两人。人家都说夫妻是天造地设的一对儿，有时想来也真不错，夫妻最讲阴阳互补，男子刚一些，女子就柔一点，男子强一点，女子就弱一点，这才能做成夫妻。不知诸君有没有这体会，就是夫妻二人的情绪也是今天这个人心情好些，那个人可能就心情烦些，有时候出外游玩，这个夫说往东，那个妻非要说往西，往往意见会相左得多。为什么？"至亲至疏夫妻"也！

大家知道，传统中医将脾胃这一对脏腑看作是居于中焦的一对"夫妻"，既然是一对"夫妻"，它们的关系，也是如李冶《八至》诗中所描写的"至亲至疏夫妻"也。难道不是吗？我们且来看《金匮要略·五脏风寒积聚病脉证并治第十一》如下之条文：

> 趺阳脉浮而涩，浮则胃气强，涩则小便数；浮涩相搏，大便则坚，其脾为约，麻子仁丸主之。
>
> 麻子仁丸方
>
> 麻子仁二升　芍药半斤　枳实一斤　大黄一斤　厚朴一尺　杏仁一升
>
> 上六味，末之，炼蜜和丸，梧子大，饮服十丸，日三，以知为度。

这一条文说的是，脾胃这一对"夫妻"病时的表现。前边，我们说过，脾胃是夫妻，既然是一对夫妻，关系当是"至亲"的，"胃"有病了，"脾"也"不好过"，也得了病。但它们的症状反应，却是"胃气强"，"脾阴弱"，脾家小便数，胃家大便难等看似截然相反的症状表现，是谓"至疏"也。下边，我们详解该条。

"趺阳脉浮而涩，浮则胃气强，涩则小便数。"趺阳脉主脾胃，趺阳脉浮提示胃气强，胃里头有热；趺阳脉涩提示津液不足，脾阴不足。大家来看，此处这一对脾胃"夫妻"，当然是"至亲"的了，丈夫胃有病了，妻子脾跟着"发愁"也得了病了。然而，细致来看，"二人"得的病，其症状表现却是"至疏"。什么叫"至疏"？就是差别很大，大到刚好相反的地步。胃里大热，胃家大便干燥难下；脾家却是阴不足，脾家分泌清浊功能不好，小便数。一个是"阳病"，一个是"阴病"，一个是大便难，一个是小便数，刚好相反的症状反应。然而，细究这脾胃的不同症状反应，其病因病机却是一也，一以贯通的是"至亲"的关系，即皆是由于胃气强，胃中有大热导致的。胃里一有热，胃中津液必损少，对胃家来讲，大肠中缺少津液，自然就大便干燥，难下；对脾来说，因为胃中有热，又津液少，脾受其热，必定伤阴，脾阴不足，运化功能受限，脾的功能自然跟着受损，胃中大热，

"藏"不住水，水分就"跑"到脾，水又不能化阴，直接入小肠，小肠功能又受限，小肠一头连着膀胱，"水液"就又直接入膀胱，自然小便就多起来了。这里的"涩脉"，提示血管里头的津液少了。为什么？胃脾中的水分没有及时有效地化生成津液并运化也。

"浮涩相搏，大便则坚，其脾为约，麻子仁丸主之。"这里的浮，是说胃里有热，胃气强；这里的涩，是说脾中阴不足，脾中津液少。总之一句话，脾胃都"病"了。因为胃有病，有大热，热入胃家大肠，大便就干燥；因为脾有病，阴不足，运化功能受损，脾提供的动力就下降，大便就难下。大便在大肠里头，一来干燥，二来难下，就变得坚硬。这个病，中医名之为"脾约证"，怎么办？麻子仁丸主之。

刘渡舟老解麻子仁丸相当精彩，我们不妨引来："方中大黄泻热通便，治胃气之强；芍药、麻子仁滋阴润燥，治脾阴之弱；枳实、厚朴理脾肺之气，以行津液；杏仁润燥，而利肺气，以通幽导便。"从方中用药治病来看，也体现了脾胃的"至亲至疏"之关系。不是吗？一边用大黄治胃气强，一边用芍药加麻子仁补脾阴弱，一清一补，截然相反，然其理一也，脾胃这一对"夫妻"共"患难"了。

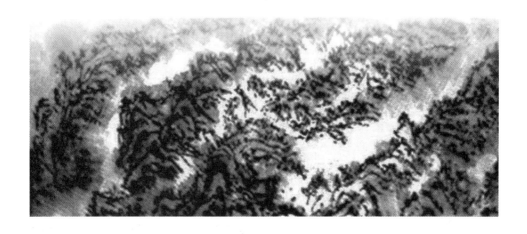

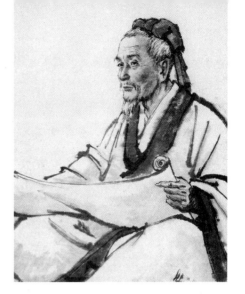

# 从胡林翼的一副对联，谈甘遂半夏汤

胡林翼曾撰一副对联云："怀菩萨心肠，行霹雳手段。"仲景先师就是这样一个待病人"怀菩萨心肠"，治疾患"行霹雳手段"的"医圣"。且听笔者细细道来——

晚清胡林翼送曾国藩一副对联云："怀菩萨心肠，行霹雳手段。"曾国藩接受后，深以为然，视这副对子为他的座右铭。一般世上贤德之人，皆是要怀有慈悲心肠的，然遭遇到一些事故时，也须有一些雷霆手段方可为之。言兵事，良将是如此；言医事，上医亦如此。比如，仲景先师就是这样一个待病人"怀菩萨心肠"，治疾患"行霹雳手段"的"医圣"。当然，现在我们讲仲景先师具有"菩萨心肠"，不会有很多疑义，因为先生是"医圣"，救民于病难之中，其慈悲心怀自不必言说，下边，我们举例来说明仲景先师治病之"霹雳手段"！

且来看《金匮要略·痰饮咳嗽病脉证并治第十二》第 18 条：

病者脉伏，其人欲自利，利反快，虽利，心下续坚满，此为留饮欲去故也，甘遂半夏汤主之。

甘遂半夏汤方

甘遂大者三枚　半夏十二枚，以水一升，煮取半升，去滓　芍药五枚　甘草如指大一枚，炙

上四味，以水二升煮取半升，去滓，以蜜半升，和药汁煎取八合。顿服之。

我们还是先来分析这条经文。

"病者脉伏"，病人脉是伏的。伏脉比沉脉还要病重，沉脉主水饮，现在脉伏，是比沉脉要细微，摸不到。胡希恕老说"（伏脉）推动这个脉管才能摸到，足见沉得更厉害"，提示水饮更重了。

"其人欲自利，利反快"，是说这个患者自下利，下利，他很舒服。为什么一下利，他会感觉到舒服？当然是因为排出了些水饮之邪。

"虽利，心下续坚满，此为留饮欲去故也。"虽然他下利了，但是心下这个位置还是坚满。"坚"，是坚硬，胡老解为"像石头那么硬"。为什么这般硬？水满。因为是水结，又满，故而很硬。大家看打满气的篮球，硬不硬？当然硬，这里边还是水，满满的，又结在一起，不留有一丝缝儿，当然更硬了。这是"留饮"！什么是留饮？就是身体内的饮邪，本来是想要排出体外的，却由于"有巢穴可据，不能得下即去，故又心下续坚满"（刘渡舟《金匮要略诠解》语）。通俗一点说，也就是水饮之邪存留在心下这个位置，不能排走了。怎么办？

大家来看这个方子——甘遂半夏汤。这本是一个通利的方子，这个病人本来就有自下利，现在仲景师还启用通利方，妙用"通因通用"之机，非有雷霆霹雳手段者，不敢为也！这是一。另外，甘遂是阴毒之药，它与甘草本来是在"十八反"中，也就是说，甘遂与甘草是相反药，仲景却破常规而合用之，意在"增加攻逐水饮的功效"（刘渡舟语），非有霹雳手段者，安敢用之！这是二。再者，方子中启用芍药这味药，芍药本来是敛阴的，这个病人又是留饮，饮属阴邪，仲景用芍药是取其敛阴而阴邪自去矣，非有霹雳手段者，焉能有此破除常规的用药？！这是三。甘遂本是阴毒之药，

又加上甘草，更是一对"反药"，然而仲景师却以蜜半升和之，并要病人顿服，非有霹雳手段者，怎么出此医嘱！这是四。

综上，从这一首甘遂半夏汤的遣药组方来言，我们不难看出仲景师真乃一"行霹雳手段"之高手也！

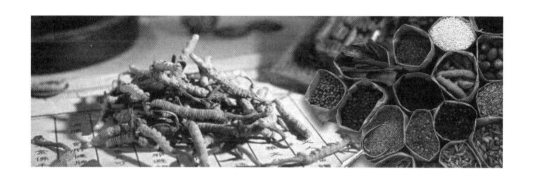

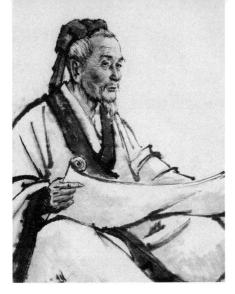

# 由一则诗话，谈木防己汤并其复方

　　唐代书生朱庆余进士考试前曾将诗文上呈给当时名士张籍，又不知诗文是否"入得法眼"，于是便又作诗一首前去"投石问路"。朱庆余的"投石问路"之法，若运用于中医诊治疾病中，也是很好的，张仲景先师就尝用之。详情且看——

　　话说唐代越地有一个书生叫朱庆余，他要参加进士考试，试前他将诗文上呈给了当时一个有名的人，叫张籍，想通过他的引荐取得关注与成功，可是诗文递上去好多天了，不见张籍回复，书生朱庆余想直接问吧又觉不妥，不问吧又心中无底，于是就写诗一首投上去云：

> 洞房昨夜停红烛，待晓堂前拜舅姑。
> 妆罢低声问夫婿，画眉深浅入时无。

　　诗中，朱庆余将自己当作一个新婚妇，将张籍比作夫婿，说自己写成的诗文就如精心打扮了一样，不知道对不对公婆的"胃口"，入不入他们的"法眼"。这，显然是一个"投石问路"之举。张籍何等聪明之人，马上就回诗一首：

> 越女新妆出镜心，自知明艳更沉吟。
>
> 齐纨未足时人贵，一曲菱歌敌万金。

诗中寓意是说越人朱庆余的文章好，可以"抵万金"。这一则诗人交往的故事，成为天下美谈。笔者在此引来这一则诗坛旧事，目的是说，朱庆余的"投石问路"之举，在社会上的运用。当我们对一些事情不明，或没足够把握，在解决问题的过程中，无法直截了当，无法"一竿子插到底"，不妨曲弯一下，采用"投石问路"之策，有时也会取得不俗的效果。当然，这种思维与做法，若运用于中医诊治疾病中，也是很好。比如，张仲景先师就尝用之。下边，我们举例来说明。

我们来看《金匮要略·痰饮咳嗽病脉证治第十二》中第 24 条：

> 膈间支饮，其人喘满，心下痞坚，面色黧黑，其脉沉紧，得之数十日，医吐下之不愈，木防己汤主之。虚者即愈，实者三日复发，复与不愈者，宜木防己汤去石膏加茯苓芒硝汤主之。
>
> 木防己汤方
>
> 木防己三两　石膏十二枚鸡子大　桂枝三两　人参四两
>
> 上四味，以水六升，煮取二升，分温再服。
>
> 木防己去石膏加茯苓芒硝汤方
>
> 木防己　桂枝各二两　人参四两　芒硝三合　茯苓四两
>
> 上五味，以水六升，煮取二升，去滓，内芒硝，再微煎，分温再服，微利则愈。

这是一个"一证二方"的条文，论述的是膈间支饮的证治。大家知道，支饮留于膈间，虚实夹杂，病情复杂。若我们一时情况不明，无法辨识虚实，我们就不可能组得一方，不可能"一竿子插到底"施以救治，而要采用

"投石问路"之策，先救其虚，再解其实。这，就是本条的核心思想与施治方法。下边，我们详解此条。

"膈间支饮，其人喘满，心下痞坚。"这是一个膈间支饮的患者，因为饮邪在膈，人在自然呼吸时肺部自然的张缩受限，气呼不得尽故"满"，气吸不得尽故"喘"。喘，就是纳气不得入肾，不能与肾气顺接而致。又因饮邪在膈，水饮之邪属阴邪，阴朝下，饮邪越多，朝下去的就越多，聚在心下这个地方，故而感觉痞闷不舒，按着硬硬的。

"面色黧黑，其脉沉紧，得之数十日，医吐下之不愈。""黧黑"，就是又黄又黑。黑，是水之色，本病为支饮，故面色发黑；黄，是土之色，心下即胃这一块地方有支饮聚集，大家知道，饮邪来源于胃，先失责于脾也，也就是说，凡水饮之邪必有脾胃功能不好的原因，故其人面色发黄。脉沉，提示水饮之邪在里，水饮之邪攻入血分了。水饮内结，脉管里的水分都往内聚，脉道摸起来就显得紧。这就比如你拿一个针头往皮管子里头打水，皮管子是舒缓的；如果你往回抽水，皮管子就收紧了。此处的紧意，就是如此，提示水饮之邪往内结聚。因为里有水饮之邪，得之数十日，前边医生用过吐法、下法均治之无效。为什么？因为吐法与下法，都是针对"实邪"而来。体内有实邪，在上焦，用吐法；在中下焦，可用下法，以此来祛邪。但这个证，支饮证，我们已经知道，它本质里头先有一个脾胃的虚损，有一个正气虚的问题，所以单单用吐下排除实邪的法子是不行的。怎么办？

"木防己汤主之。虚者即愈，实者三日复发，后与不愈者，宜木防己汤去石膏加茯苓芒硝汤主之。"

这里，仲景先师给出了两首方子。也就是说，碰到膈间支饮时，可以用这两个方子。一首是木防己汤，一个是木防己汤的复方。这是怎么回事？说清这个问题之前，我们先来看木防己汤这个方子的药物组成：木防己辛温，通结气，散留饮，温脾胃，通结散饮；桂枝加人参，补阳气的同时又沟通阳气；石膏在这里是除胃中热。也许有朋友会问了，这不是一个水饮之邪吗，胃中为何会有热？这是由于胃中水饮之邪聚居、收敛，胃中水不能化生津液，胃中缺乏津液滋润，故胃中有热。用石膏一能清热，二还可能化生胃中津液也。所以大家来看，木防己汤里头，这四味药，其功在攻补兼具，寒热共襄，对于支饮这一个虚实夹杂之证可谓治得其法。

那为什么仲景先师在这里又开出一首木防己汤复方呢？也就是说，为什么此处会"一证二方"呢？仲景先师在原条文中有交代，即"虚者即愈，实者三日复发，复与不愈者，宜木防己汤去石膏加茯苓芒硝汤主之"。要很好地理解这一句话，我们当先明白其中所谓"虚实"之真意。

诸君知道，支饮本就是一个虚实夹杂的证，虚的是脾胃，是正气；实的是水饮实邪。上边，这一句话中所言的虚与实，是针对疾病流程来说的，也即是站在正气与邪气的角度来分别说的。当正气虚是主要矛盾时，即这句话中所说的"虚"；当水饮之邪是主要矛盾的时候，即这句话所说的"实"。正如《金匮玉函经二注》上所云：此饮邪可在气分，也可在血分，在气分多虚，在血分多实。如果治气分上的支饮时，因为此时是正气虚为主要矛盾，故曰为虚，治之以木防己汤；如果是治血分上的支饮时，因为此时是实邪为主要矛盾，故曰为实，治之以木防己汤复方。

但在实际临床上时，我们真的是很难辨得清这个膈间支饮是在气分上，或是在血分上，一时间证候不是太明朗，正如朱庆余当年诗文也写好了，又递上去了，但主考官的态度，他不明，怎么办？"投石问路"也！再写一首诗问问情况，试一下深浅。仲景先师在这一条，也是运用此法也。一时间，支饮这个证候，并不能很准确地断定是正气虚多一些，或是邪气实多一些的时候，就"投石问路"，先开一首木防己汤让患者喝，若吃过药好了，就是虚；如果喝过药后三天病复发，就是邪实，那么治之以木防己汤复方。

木防己汤复方就是将石膏换成芒硝，并加入茯苓。为何？因为石膏是治气分热，而芒硝是治血分热，同时加入茯苓是降胃中之水兼伐肾中之邪也！

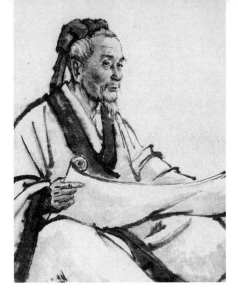

# 由苏轼作诗法，杂谈瓜蒌瞿麦丸

苏轼写西湖有"晴雨俱描，山湖共绘"之法，细思处，须作者有全局眼界，多方兼顾，不可顾此失彼也！这种方法，非但是作诗法，亦可以是看病遣药组方法。难道不是吗？且听笔者粗陈其意——

### 饮湖上初晴后雨二首（其二）

水光潋滟晴方好，
山色空蒙雨亦奇。
欲把西湖比西子，
浓妆淡抹总相宜。

苏轼这诗做得好！其好即在于，非但写出西湖之晴时好，也写出雨时奇，晴雨美景兼具；非但写出了西湖水光之美，还写出了西湖周边群山之妙。湖光山色，笔笔都照顾得到，真可谓将西湖美景"一网打尽"，描摹得周周全全，一丝不漏！苏轼写西湖这种"晴雨俱描，山湖共绘"之法，细思处，须要作者有全局眼界，多方兼顾，不可顾此失彼也！这种方法，非但是作诗法，亦可以是看病遣药组方法。难道不是吗？中医一直强调诊病施治皆要有全局观，整体观念，便是此法也。下边，我们还是举例说明。我们且来看《金匮要略·消渴小便不利淋病脉证并治第十三》第 10 条：

小便不利者，有水气，其人苦渴，瓜蒌瞿麦丸主之。
瓜蒌瞿麦丸方
瓜蒌根二两　茯苓三两　薯蓣三两　附子一枚，炮　瞿麦一两
上五味，末之，炼蜜丸梧子大，饮服三丸，日三服；不知，增至七八丸，以小便利，腹中温为知。

诸君知道，此条讲的是膀胱气化不利导致水气不行、小便不利的证治。在诊治过程中，当我们看到病人小便不利，尿不出来，身上还有水肿等症状，我们当然会想到是膀胱气化出问题了，那么自然而然，我们会问这是为何？诸多医者，首先想到的便会是肾阳不足。因为肾与膀胱相表里，传统中医有一比喻"肾是一团火，膀胱是口锅"，当肾阳不足，"火"不能烧开"锅"中之水，即气化无权，膀胱里清气不得上承输布，浊气不得排下，就会产生小便不利，其人"苦渴"。注意这里的"苦"，口不但渴还苦，为何？渴，好理解，是由于气化不利，津液不得上承所致。苦呢，苦是为何？原来这里因为肾气不足，肾相对心来讲，肾本主水，心本主火，现在肾气不足，不足制火，心火旺而致口苦。也就是说，本证还有心火旺的问题。膀胱气化不利，膀胱经之水气也不能畅行，足太阳膀胱经主表，在表就会出现水肿之现象。以上，便是一般医者所能想到与理解到的。

然而我们来看仲景先师用方，瓜蒌瞿麦丸。

方中用炮附子一枚，这是温肾阳的，这一点，大家皆清楚。然后，我们看瓜蒌，这个药，非单治口渴，上焦燥，还治水肿；瞿麦这个药，味苦性寒，归心、小肠经，非单清心火，还可利尿。也就是说，瓜蒌与瞿麦这两味药，皆是兼顾的，仲景先师在这里择药，是有多方考虑，统筹安排的。然后我们再往下看，方中还用了茯苓加薯蓣（山药）。本是一个肾阳虚损导致膀胱气化不利之证，为何方中要用茯苓加山药，这一对治脾胃的药？仲

景先师诊病施治之妙，就体现在这里，有全局观、整体观也。先师看到的肾阳虚损，这个下焦虚寒的问题，同时也想到了其人中焦虚的问题。这是因为，中焦为后天之本，脾胃正气不足，日久必及肾阳，现在肾阳气不足，其害必及于脾胃也，所以仲景先师用药茯苓加山药来补中焦脾胃虚损！这一做法，是统筹考虑，多方用心，遣药组方也是先天后天双方兼顾，上中下焦俱照顾得到的，非只着眼于下焦肾阳的问题，还放眼于中焦脾胃虚及上焦苦渴的问题。这样处理，正如苏东坡写西湖之法，非单写西湖晴景，还写到西湖雨景，非只着眼于湖中景，还放眼于湖边之山色，皆是有全局眼光，多方兼顾，统筹布局也！

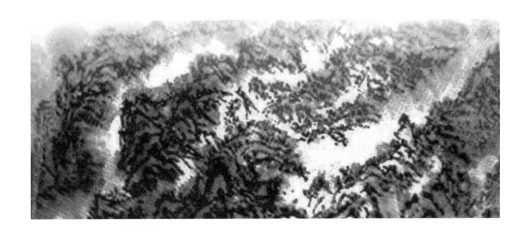

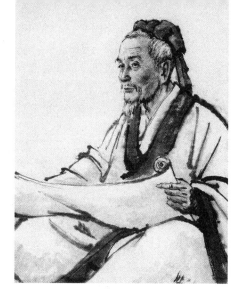

# 由傅玄之名言，浅论防己茯苓汤

傅玄有言曰："近朱者赤，近墨者黑。"一些中草药，其性味归经，其功能效用，也是多层次、多方面的，高明的中医师会利用配伍方法，使之"近朱者赤，近墨者黑"，"激发"或"遮避"其某一方面之"特性"，从而为我们所用。仲景先师就是擅于此道的高手！下边，我们举例来说明——

晋朝哲学家傅玄曾有名言曰："近朱者赤，近墨者黑。"此论是说一个人会有多面性，通常表现有善有恶；而善与恶的表现，往往是与他生活的环境有关，即其生活环境的好和坏决定其善与恶的表现。这，应该说是对的。在这里，我们不多谈其哲学与社会学意义，只谈此理在中医学上的体现。一些中草药，其性味归经，其功能效用，也是多层次，多方面的，高明的中医师就会利用其配伍方法，也可以说是运用"近朱者赤，近墨者黑"的"普遍原理"，来"激发"或"遮避"这种药物的某一方面功效，以利于很好地施治。张仲景先师就是擅于此道的高手。下边，我们举例来说明。我们且来看《金匮要略·水气病脉证并治第十四》第 24 条：

皮水为病，四肢肿，水气在皮肤中，四肢聂聂动者，防己茯苓汤主之。

127

防己茯苓汤方

防己三两　黄芪三两　桂枝三两　茯苓六两　甘草二两

上五味，以水六升，煮取二升，分温三服。

　　这是一条有关皮水病的论治。水上的病，一般情况下，我们是要责之于脾、肺、肾三脏的。因为脾、肺、肾是"水之三脏。"如果是水之外层的病，考虑脾或肺；深一层的，加上肾脏。皮水，顾名思义，即水湿停滞于皮肤，这应该是水之外层的病。我们当然会考虑脾与肺的问题。脾阳虚损，脾运化水湿功能受损，水湿不行，脾主四肢，水湿浸淫四末，就会"四肢肿"。同时也由于肺气不足，肺行表层水气力量不足，也是导致四肢肿的原因。也许有朋友会问了，是先有脾气不足，还是先有肺气不足的？这，要因人而异。有些人，先天肺脏功能不好，就有可能会是先有肺气不足，进而影响到脾的。这种情况，在临床上也有。但多数情况之下，是先脾胃功能受损，脾阳虚损了，脾气不能上扬，肺受水谷精气不足，而导致肺气虚损。脾阳不足，肺气不足，是导致皮水的关键因素。因为水湿在皮肤中停滞不行，脾气、肺气皆会勃发在表之正气，此正所谓，"人不犯我，我不犯人；人若犯我，我必犯人"，人体正气必将在四肢与水湿相争，争而动，四肢就聂聂动了。聂聂，是微微的意思。怎么办？我们看仲景先师用方——防己茯苓汤。

　　下边，我们重点分析这个防己茯苓汤之方义，从而认真体会仲景师用药是如何运用"近朱者赤，近墨则黑"的"原理"来适当配伍，以此"激发"我们所需要的药力功效的。

　　首先，我们来看一下这个方子用药的精构妙意。

　　我们来看方中的这三味药，一曰防己，二曰黄芪，三曰桂枝。邓中甲先生在讲玉屏风散时，曾说玉屏风散中三味药，防风、黄芪与白术：防风是一个小卒子在外巡逻，不让风邪入侵；黄芪则是在人体"边境线上"竖起了一道篱笆来阻风邪；白术是在体内鼓荡阳气，补给边境线上的力量。玉屏风散是后世医家的方子，如果我们深究其用药之妙意，应该是学习仲景先师的。为什么？大家来看防己茯苓汤这首方子的三味药：防己功能也有祛风，可以看作是在外巡逻的小卒子；黄芪固表阳，是一股边境线上的力量；而桂枝助阳通阳，是在人体内补充阳气的。玉屏风散用药之奇构与之有异曲同工之妙哉！

当然，以上这一点，只是仲景师用药之些微妙处，更大的妙处则是让这些药物"听从"先师调配，更多地发挥仲景先师急需要之药力功效！不是吗？我们且来看。

防己这味药，其功效有祛风止痛，利水消肿。前边我们说过仲景用此祛风之功，当然那是很小的。仲景师在此方中，让防己与茯苓相配伍，更大的用意是"激发"其消皮水、消水肿的功效。这一点，正如刘渡舟老解金匮时所言"方中防己、茯苓通行皮表，渗湿利水，导水下行"也。也就是说，防己加茯苓，更多的是取防己消皮水之功也，让防己更大地发挥其利水消肿之功力。

黄芪，上边我们也谈过，这味药有固表阳之功，但仲景师在这道方子中，让黄芪与茯苓相配，则是取黄芪健脾益肺之功也。怎么讲？茯苓是先行祛湿，湿已除，气自行；黄芪再行补气，便补得无碍，进补得力也。黄芪加茯苓使得黄芪所补之气更善行也，从而起到健脾益肺之功。

桂枝，当然有通阳助阳之功效，上边咱们也谈过此用。但大家不要忘了，桂枝也有发表之力。仲景师此处，取桂枝加茯苓，其意正如《金匮要略心典》所云："桂枝得茯苓，则不发表而反行水，且合黄芪、甘草，助表中之气，以行防己、茯苓之力也！"

综上，我们可以看出，同是一味药，因为仲景师巧妙利用其配伍，从而激发出此药物在某一方面的药力、药效，此正所谓"近朱者赤，近墨者黑"，突现"偏性"，并为我们所用也。人性是多面的，药性、药力亦如是。"近朱者赤 近墨者黑"，非单言人事，亦言药用也！这时，我们回头再来看防己茯苓汤这首方子，虽然君药是防己，然而茯苓却在方中用量最大，用到汉代六两，合现代 90 克之多，为何？其"配角"身份多重，非但要配防己突出其行水之功，还要配黄芪行其健脾益肺之力，更要助桂枝以行水之效，防己、黄芪、桂枝与之相配，"近朱者赤，近墨则黑"皆是要发挥其"行水"这一面的药力，是故用量巨大也！

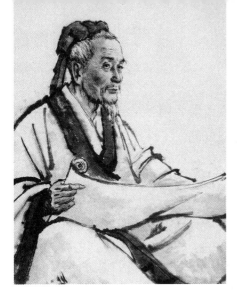

# 从《雾里看花》，谈仲景对女劳疸的论治

歌曲《雾里看花》有句："借我借我一双慧眼吧。"张仲景先师就颇具"慧眼"，并且也在《伤寒》《金匮》中不厌其烦地教我们如何具备这一双"慧眼"，即怎样去望诊。为了更好地说明之，我们还是举例——

词作家阎肃曾做过一首歌，名曰《雾里看花》，其中有歌词曰："借我借我一双慧眼吧／让我把这纷扰／看个清清楚楚明明白白真真切切。"这本是写给打假晚会的一首主题歌，然其歌词主旨已然超越原有用意，更具有广泛意义。"这一双慧眼"不但可以察世象，辨物理，更可用之于中医学上。难道不是吗？中医诊断学上的望诊，便是要求医者具有"把这纷扰／看个清清楚楚明明白白真真切切"的"一双慧眼"，也唯有一双"慧眼"，我们才能透过诸般病象，识得其病因病机，辨证施治。张仲景先师就颇具"慧眼"，并且也在"伤寒""金匮"中不厌其烦地教我们如何具备这一双"慧眼"，即怎样去望诊。为了更好地说明之，我们还是举例。

《金匮要略·黄疸病脉证并治第十五》第 14 条有云：

黄家日晡所发热，而反恶寒，此为女劳得之。膀胱急，少腹满，身尽

130

黄，额上黑，足下热，因作黑疸。其腹胀如水状，大便必黑，时溏，此女劳之病，非水也。腹满者难治，硝石矾石散主之。

硝石矾石散方

硝石　矾石烧，等分

上二味，为散，以大麦粥汁和服方寸匕，日三服。病随大小便去，小便正黄，大便正黑，是候也。

在这一条中，仲景先师起笔就运用望诊告诉我们，这个病人是"黄家"。何谓"黄家"？就是指黄疸病家，一身尽黄的老病号了。我们知道，如果是阳明湿热引起黄疸的病人，他在"日哺所"时，也就是太阳即将落山的时候，申酉时，他就会发热。因为"日哺所"是阳明主气，体之阳气会随主气而勃发，是故若有阳明湿热的病人，此时间段热会更剧些。这时，仲景先师又教我们"望诊"。一看病床上患者盖上被子，或蜷缩一团，怕冷的样子，仲景师扭头对我们说，"此为女劳得之"。诸君，您看一看仲景师厉害不厉害，只在日哺所时查了一下病房，看到黄家恶寒，就诊断出这是一个女劳疸。为什么？仲景师见我们不解，就对我们说，可以"问诊"一下。一问患者，他有"膀胱急，少腹满"，就是他感觉膀胱部位胀胀满满的，小腹处还有胀痛的感觉。下边，仲景师又教给我们关键的望诊鉴别诊断——"身尽黄，额上黑"，就是病人一身尽黄，额头上黑黑的。

咱们知道《金匮要略》很简，是仲景师写给明白人看的书。以上就是仲景师教给我们的两处望诊法，一处是这个"黄家"日哺所"反恶寒"，一处是"身尽黄，额上黑"。我们当学生的，老师不说，我们也当明白了。日哺所黄家病人当发热而反恶寒，这就提示我们，病的主要问题、主要矛盾，已不再是阳明的问题，而是转移了，往下焦去了。申酉时恶寒，申酉时在子午流注里对应的是膀胱经与肾经，是肾与膀胱的问题。什么问题？他怕冷，说明肾是虚了。一般怕冷是肾阳虚，注意，这是一个黄家，长久得黄疸的病人，就要考虑得全面一些了，即也要考虑肾阴虚损的问题了。仲景师诊断他是女劳疸，也就是说，诊断他是因为房事过度，肾阴损失过度而导致的。也就是说，他本就是一个病号，阳气本来就不足，但还没到添新病的时候，肾阳气只是有些不足的，但不注意，房事过度，伤了肾阴。我们以前说过，"肾是一把火，膀胱一口锅"，肾阴不足（肾阳也会比平人不足些），肾气虚，膀胱"这口锅"中的"水"烧不开，膀胱气化不利，不能很好地排尿与输布津液，"水"就滞留膀胱，病人就感到膀胱满胀。

《黄帝内经》有云，膀胱之外为血海。膀胱里的"水"与膀胱外的血海之"血"是不停交换着的，现在膀胱内"水"行不利，滞留了，不能与血海便利交换，血海之血瘀积，少腹就急，又胀又痛的。问问病人吧，一问，果然有这些症状反应。再望诊，"一身尽黄"，这好理解，本来他就是一"黄家"。"额上黑"，为何？这个额上黑，是一个关键的症状。肾主水，肾水不足，水是朝下的，今肾阴不足，阴水朝下去，额头部位首先表现出来，水之色为黑，是故额上黑。"足下热""腹胀如水状"是切诊。因为肾阴虚，阳不受阴制，阳气聚于四末，肾及下焦阴虚，故足下热；少腹有瘀血，故腹胀如水状。再看病人大便，黑，时溏。"黑"提示大肠里有瘀血；"溏"说明大便不干，进一步排除阳明里热。从而确定为"女劳之病"，因为房事过度，黄家添了新病，病情进一步恶化了。如果"腹满"，包括大腹与少腹，说明瘀血"面"扩大，不止于少腹处，那么这个病就难治。如果没有腹满，只是少腹满，这个病还可以治。怎么治？硝石矾石散。方中硝石，就是芒硝，主要是清血分热，软坚逐瘀；矾石消水湿，清热祛瘀；同时以大麦粥汁服用，是大麦厚胃益脾，进补后天之气也。

本条还有一处望诊，即服罢药后看病人的大小便。如果小便黄，说明得药力，体内排热了；大便黑，说明得药力，体内排瘀血了，此谓治之得方也。

总之，这一条，仲景师重点是教我们如何采用望诊之法，去查病因，理病机，辨证施治，并通过望诊看病人服药后的大小便情况来检验是否药证相符，诊治得方。通过学习此条，我们便会更深切地认识到中医师真的是需要具备阎肃先生歌词中所说的那一双"把这纷扰／看个清清楚楚明明白白真真切切"的"慧眼"的。一文将罢，让我们齐声高唱《雾里看花》！

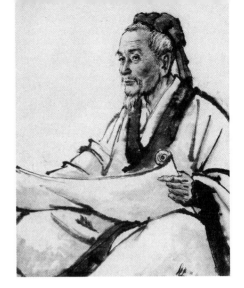

# 从刘备托孤，浅谈黄土汤方义

刘备托孤之时"利用"的"制衡之法"，对于避免一方势力做大，平衡稳定政局至关重要，此法，也常被高明的仲景师运用于遣药组方。为了更好地说明此道，我们还是举例——

三国时期，刘备曾一度快速提拔重用李严。当兵败退守白帝城托孤之时，据《三国志》载："三年，先主疾病，严与诸葛亮并受遗诏辅少主；以严为中都护，统内外军事，留镇永安。"从这些可以看出刘备托孤根本没有赵云什么事，而是文依诸葛亮，武附李严也。刘备选择诸葛亮和李严，应说是煞费苦心：即利用李严这个新人代表，来制衡诸葛亮一帮朝中旧臣的势力。制衡之法，对于避免一方势力做大，平衡稳定政局至关重要。此法，也常被高明的仲景师运用于遣药组方，也即当我们在采用大部温热药补阳之时，加一些寒凉之品，以防阳热过旺；当我们在选用大部滋阴补血药时，也通常加入一点行气之品，以防滋腻。此正似刘备用李严制诸葛之法也！为了更好地说明此道，我们还是举例说明。

我们且来看《金匮要略·惊悸吐衄下血胸满瘀血病脉证治第十六》第15条：

下血，先便后血，此远血也，黄土汤主之。

黄土汤方：亦主吐血衄血。

甘草　干地黄　白术　附子炮　阿胶　黄芩各三两　灶中黄土半斤

右七味，以水八升，煮取三升，分温二服。

这本是一个下血证。下血，即便血。中医依据下血于大便前后之不同，将下血分为远血与近血。所谓远血，就是先拉大便，而后下血，下血部位相对于肛门来讲，是远的，故名远血；反之，则为近血。近血就是出血部位离肛门近，先下血而后解大便，多是痔疮出血。

这一条是远血的证治。远血是先拉大便，而后下血。这是因为患者中气虚寒，脾阳不运。一来脾阳本就虚，再解大便以耗其气，气一时更受损，气不摄血；二来中下焦有些寒，寒主收缩，肠道上的细小血管就变脆，一解大便，就容易破裂，故血就随大便后下。总之在这一条，这个远血，是虚寒引起的。怎么办？当然要补脾阳，温和中气。仲景师治之以黄土汤。

我们来看这首黄土汤方。方中以灶心黄土半斤，是取灶心土性温，有收敛之效也，与甘草、白术同用，可以温补中气，并止血；阿胶加干地黄，是补血用的；炮附子用到三两，可谓大剂量了，这主要是考虑，一来附子是热药，可以补阳气，二来附子可以"亢进血管机能，使之恢复收摄之功"（胡希恕《金匮要略讲座》语）。从上边用药，可以看得出，温热药用得量大且多，这也是对的，虚寒证嘛。但在用温热药时，仲景师也择干地黄、阿胶这些微寒之品，在滋阴补血之同时，制衡温热的力量，然这首方中热药量毕竟是大的，炮附子、甘草、白术均是三两的量，灶心土还用到半斤，这些温热的势力显得足够"强势"了些。我们知道，这本是一个下血证，用大量温热药极易动血，在此仲景师就择用一味寒药黄芩，清热凉血，以作制衡之需；同时，因为下血，体内必阴虚而引来烦热，黄芩也可治之。总之，在此方中，我们不难看出，仲景师在大队温热药之"势力"下，择用黄芩这味寒药，与刘皇叔托孤李严以制衡诸葛亮，有异曲同工之妙也。

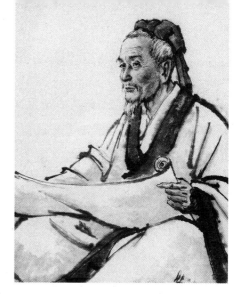

# 由一则成语，谈生姜半夏汤服法之妙机

"徐徐图之"，是一则成语。这一方法，在中医学上也被广泛运用，当然仲景师更是精于此道。下边，我们就举例说明之。

"徐徐图之"，是一则成语。它的意思是，当遇到势均力敌的对手，一时间采用"大兵团"作战，难以攻击或战胜敌人时，不妨采取"浸透"之法，慢慢图之。这一方法，在中医学上也被广泛运用，当然仲景师更是精于此道。下边，我们就举一例说明之。我们还是来看《金匮要略·呕吐哕下利病脉证治第十七》第21条有云：

病人胸中似喘不喘，似呕不呕，似哕不哕，彻心中愦愦然无奈者，生姜半夏汤主之。

生姜半夏汤方

半夏半升　生姜汁一升

上二味，以水三升，煮半夏取二升，内生姜汁，煮取一升半，小冷，分四服，日三夜一服。呕止、停后服。

我们先来解析此条。"本条是论正气与寒饮相争的证治"（刘渡舟《金匮要略注解》语）。大家知道，寒饮之证，首当其冲要责之于胃。中医认为胃是"水谷之海"，胃的功能不好，一表现在"谷"上，二表现在"水"上。表现在"谷"上，多是消化问题，精气问题；表现在"水"上，则多是湿的问题，水饮的问题。

水是阴性物质，水饮之邪当属阴邪，也就是说，一般情况之下，水饮性多阴寒。当然，胃中水饮也有热的，那是因为胃中阳热之邪过重，致水饮化热，这里不论。这一条说的水饮之邪性阴寒。当胃中有水饮，人体正气当然要与之相搏，阳气发于脾，脾阳之气上行，受到水饮牵扯，那么就会出现"似呕不呕，似哕不哕"，呕也不出，哕也不出，但是正气还想将它"吐出"的情况；另外饮停中焦，肺肾气机不畅，就会出现"似喘不喘"，呼吸不顺畅；正气搏击水饮之邪上行胸中，心阳被困，则"彻心中愦愦然无奈"了，也就是说，整个心都是"心烦闷乱，以至于无可奈何"（胡希恕《金匮要略讲座》语）。

怎么办？仲景师开方，生姜半夏汤。方中两味药，一是半夏用半斤，一是生姜汁用一升。半夏消寒饮；生姜也温化寒饮，同时降逆止呕。这里用生姜汁，"则降逆之力少而散结之力多"。说到此，我们还没说到今天我们要谈的要处。这个要处，就是这道方子的服法。也就是说，这个生姜半夏汤，在这里仲景师给出的服用方法，透出了"徐徐图之"的思想。

看方后注："小冷，分四服，日三夜一服。"也就是说，汤药熬好了，你要先将其放得"小冷"了，即稍稍冷一点再吃。怎么个吃法？一天三次，夜里再吃一次。这是为什么？

刘渡舟老解此处时，说得十分精当，现不揣引来："因寒饮结于中焦，拒热药不进，呕吐加剧，故分四服，使量少而易于受纳；又因饮邪内结，难以速去，四服可使药力持久，逐渐消散内结之寒饮。"简而言之，就是中焦寒饮势大了一些，热药不易攻入，放凉一些，易被"接受"；另外就是饮邪其势缠绵，不能速去，采取小股兵力"浸透"，徐徐图之也！

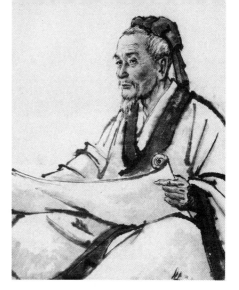

# 由诸葛亮吊孝，谈薏苡附子败酱散方义

　　诸葛亮吊孝的意义是，采取对方接受、认同的方式，巧妙有效地将己方的主张浸透到对方阵营，消除隔阂，解决了孙刘联军将要土崩瓦解的难题。这一方法，若用于医道，也会有不俗表现。仲景师便是精于此道的。不是吗？且听笔者道来——

　　《三国演义》里有一折——诸葛亮吊孝。
　　众所周知，孙刘两军联合抗曹，方成三国鼎立之势，然这两个相对弱小的军事力量在联合抗击曹军的战斗中，也会有各自不同的利益。诸葛亮与周瑜，分别是这两支力量的实际指挥者。小说描写的其中一场精彩的"冲突"，是在共同破曹之时，周郎处处想加害诸葛亮，而诸葛亮却借联军之势连下数城，周瑜受箭伤又无所获，最终被诸葛亮活活"气死"。东吴上下对诸葛亮之忌恨可想而知，孙刘联军变得"剑拔弩张"。基于此，诸葛亮决定前去吊唁。
　　在这里，我们可以看到一处有趣的场景就是：刘家因瑜之死，一派喜气洋洋的气氛；孙家因瑜之亡，一片白衣哭声。此时，诸葛亮反穿着一身白衣，并满面泪水到周瑜灵堂前吊唁，即是采取对方接受、认同的方式，巧妙有效地将己方的主张浸透到对方阵营，消除隔阂，解决了联军将要土崩瓦解的难题。

这一处"诸葛亮吊孝"，反映出来的理念就是"顺应"对方情势，推出自己的主张，化解难题。这一方法，若运用于处理人情关系，甚为巧妙。当然若用于医道，也会有不俗表现。

王冰曾有言："声不同不相应，气不同不相合，是以圣人反其佐以同其气，令声气应合也。"此就是中医"反佐法"也！《素问·五常政大论》有云"治热以寒，温而行之；治寒以热，凉而行之"，如是可以减轻或防止格拒反应，提高疗效。不是吗？我们还是举例言明，且来看《金匮要略·疮痈肠痈浸淫病脉证并治第十八》第3条有云：

肠痈之为病，其身甲错，腹皮急，按之濡，如肿状，腹无积聚，身无热，脉数，此为肠内有痈脓，薏苡附子败酱散主之。

薏苡附子败酱散方

薏苡仁十分　附子二分　败酱五分

上三味，杵为末，取方寸匕，以水二升，煎减半，顿服，小便当下。

这本是一个肠痈患者，由于毒火聚于肠内，阳明主一身肌肉，气血不能荣养肌肤，故身如鳞甲交错；又因腹为肠之府，现肠中聚毒火，热毒之气上鼓，故腹皮急也；热毒之气无形，故按之软，透过皮肤按压，会有如肿的感觉，然而腹内并不见到积聚结块，也就是腹部摸起来会比平人似肿大了，但探摸腹部，并触不到癥瘕积聚。由于是毒火聚于肠中，身本无热，身上不发烧，然而脉象是数的，这是毒火攻血，脉主血也，故曰此病为肠痈。怎么办？仲景师开出方子，薏苡附子败酱散。

我们来看这道方子。它是由三味药组成的。方中薏仁泻热除湿，排脓利尿；败酱草清热解毒，破瘀排脓。这两味药，都是寒凉之品，以寒药治热病，当是正治法。然而我们知道，当体内一派热毒盛行时，再投寒凉药攻，极易导致格拒。这有一比，就是对方正"暴怒"之际，你再去说一声虽带有"好意"的"刺耳"话，非但不能平复对方怒气，反而会造成紧张局势。这一情形就如《三国演义》中所描写的那样，周瑜本是你诸葛亮气死的，你现在再来谈孙刘联军的重要性，虽然大道理是通，但没人会接受。怎么办？穿白衣吊孝，然后在"吊孝"过程中，投之有效的主张或言论，方可化解隔阂，解决问题。在这里，仲景师采取的正是此招——加入一味附子。附子性热与肠中毒火同性，火毒易于"接受"，导热行结，引药入病灶。此正诸葛亮行吊孝之名，落实自己的主张，解决问题之法也！

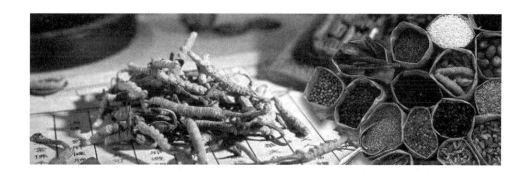